BB
饮食 小百科

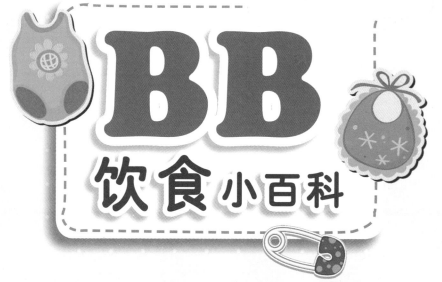

社会医学专科医生　**方玉辉**
儿科专科医生　**赵长成**
营养师　**周馥丹**　合著
中医师　**周艾丹**

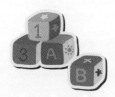

上海科学技术出版社

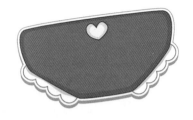

图书在版编目 (CIP) 数据

BB 饮食小百科 / 方玉辉等合著 .—上海：上海科学
技术出版社，2014.7

ISBN 978-7-5478-2250-0

Ⅰ. ① B… Ⅱ. ① 方… Ⅲ. ① 婴幼儿—营养卫生
Ⅳ. ① R153.2

中国版本图书馆 CIP 数据核字 (2014) 第 112099 号

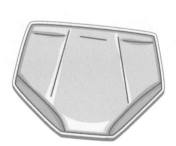

BB 饮食小百科

方玉辉　赵长成　周馥丹　周艾丹　合著

上海世纪出版股份有限公司
上海科学技术出版社　出版
（上海钦州南路 71 号　邮政编码 200235）
上海世纪出版股份有限公司发行中心发行
200001　上海福建中路 193 号　www.ewen.cc
上海书刊印刷有限公司印刷
开本 889×1194　1/32　印张 6.5
字数：150 千字
2014 年 7 月第 1 版　2014 年 7 月第 1 次印刷
ISBN 978-7-5478-2250-0/TS ·151
定价：29.80 元

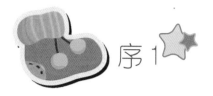

序 1

　　方玉辉医生的著作琳琅满目。我认识方医生多年，更是大学共事的好友，非常敬佩他对工作的热诚和勇于挑战的精神。

　　这次方医生和赵长成医生、周馥丹营养师及周艾丹中医师合著《BB饮食小百科》，非常有意义，为家长们带来婴幼儿健康饮食的正确讯息和概念，避免孩子养成不健康的饮食习惯，使其终身受益。书本从多元角度，包括理论、临床、营养及行为的范畴，在鼓励母乳喂养的同时，指导家长健康喂养孩子，内容清晰实用，富有参阅价值。

　　我很高兴为几位专业友人的新作题序，祈望为人父母者和照顾婴儿的人士能得此著；惠及婴儿的同时也令家长和家人安心，减少不必要的误解。在此预祝《BB饮食小百科》出版成功。

李大拔教授

中国香港中文大学公共卫生及基层医护学院教授（临床）

中国香港大学教育学院荣誉教授

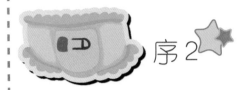

序 2

　　很荣幸再次为方玉辉医生、赵长成医生、周馥丹营养师及周艾丹中医师的著作写序。这本《BB饮食小百科》很特别，由资深的儿科专科医生、家庭医生、中医师及营养师合著；其内容非常充足和实用，包含了母乳喂养、配方奶粉、辅食、喂食问题、饮食与健康、营养与疾病、患病时饮食指南、饮食习惯的培养等章节。

　　作者们用简单易明的文笔，把有关初生婴儿至3岁儿童饮食和营养的知识，以及实用数据，献给为人父母者和照顾婴儿的人士，帮助孩子得到恰当的营养所需，养成良好的饮食习惯，健康地成长。

　　BB饮食是一个大挑战，特别是初为人父母和较少接触婴儿的照顾者，我向大家推荐这本新书。

欧阳卓伦医生

太平绅士

儿科专科医生

中国香港医学专科学院院士（儿科）

英国格拉斯哥皇家医学院内科荣誉院士

英国皇家儿科医学院荣誉院士

中国香港儿科学会会长（1989～1990）

九龙乐善堂主席（2004～2005）

现任协康会执行委员会主席

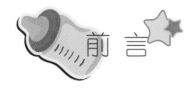

前言

　　有数据显示，5岁以下儿童中三成的疾病与营养不良相关，而生命最初两年尤为重要，如果在此阶段能获得最佳营养，将有助于降低患病率和死亡率，减少日后罹患慢性病的风险，促使身体发育更加健康。母乳喂养的婴儿长大成人后，往往血压不高、胆固醇较低，患肥胖症和糖尿病的机会亦较低。孩子的饮食习惯，很早就开始受父母及照顾者的影响。因此，大家必须加以留意，帮助孩子从小养成良好和健康的饮食习惯。

　　近几年与赵医生合著了《儿童意外及急症——家庭护理手册》及《流感防治新攻略》，我们认为初生婴儿的饮食安排对现在和以后的身体健康有非常重要的影响，于是邀请了两位有心的同业后辈，一起写了这本献给为人父母及照顾者的书。让大家多知些育婴之道，明白婴儿健康成长的要点，合适地提供身体所需的食物，不是好的东西样样都给小孩便是最好。书中还有婴幼儿患病时饮食的注意事项，以及培养孩子良好饮食习惯的指导，希望能给读者带来帮助。

　　我们很高兴得到中国香港中文大学公共卫生及基层医护学院李大拔教授和儿科专科欧阳卓伦医生的支持，并为本书撰序，谨向两位专家致谢！

　　我们也很开心再次得到万里机构的协助，特别是编辑谢小姐的努力，令这本书能够面世。同时，我感谢三位著作伙伴的尽心尽力，谢谢大家！

方玉辉

目录

第1章　基础篇

准妈妈饮食须知 ｜ 10

怀孕期注意吸收的营养 ｜ 11

准妈妈常见的饮食问题 ｜ 12

婴儿健康饮食的重要性 ｜ 13

婴儿器官功能与喂养 ｜ 16

何谓合理喂养 ｜ 18

了解重要营养素及微量元素 ｜ 20

胆固醇（Cholesterol）｜ 27

第2章　母乳喂养

母乳的营养价值 ｜ 38

初乳、过渡乳和成熟乳的比较 ｜ 40

母乳对母婴健康的好处 ｜ 42

哺乳期间妈妈饮食须知和食谱建议 ｜ 44

母乳喂养指南 ｜ 46

常见母乳喂养问题 ｜ 50

黄疸、腹泻 ｜ 50

早产儿、吮吸能力差、溢奶、厌奶 ｜ 51

乳头错觉、母乳不足、乳腺发炎 ｜ 52

上班族妈妈、素食妈妈 ｜ 54

中医疗法、中药汤水、针灸和穴位按摩 ｜ 57

产后缺乳的中医疗法 ｜ 57

温馨提示 ｜ 61

增加乳汁的贴士及母亲卫生指南 ｜ 61

禁忌提示 ｜ 64

宝宝疾病 ｜ 65

妈妈患病时 ｜ 65

妈妈需服药时 ｜ 66

第3章　配方奶粉

何谓合适的配方奶粉 ｜ 68

如何选购配方奶粉 ｜ 69

羊奶粉和牛奶粉比较 ｜ 70

特别配方奶粉 ｜ 71

混合喂养策略 ｜ 72

温馨提示：奶粉与智商、肥胖 ｜ 74

第4章　婴儿辅食的添加

辅食对婴儿的作用 ｜ 76

婴儿辅食的种类 ｜ 77

如何选择婴儿辅食 ｜ 78

喂食婴儿辅食的策略 ｜ 79

何时开始 ｜ 81

对喂食婴儿辅食的反思 ｜ 82

建议食谱 ｜ 84

中药、汤水 ｜ 88

小儿推拿 ｜ 91

警告和禁忌提示 ｜ 93

温馨提示：添加辅食 ｜ 94

第5章　婴儿喂食问题

厌奶期、厌食、偏食 ｜ 98

厌奶期 ｜ 98

呕吐 ｜ 101

肚痛 ｜ 104

出疹 ｜ 106

第6章　饮食与健康

饮食与健康 | 112

太甜 | 112

太咸 | 113

味精 | 113

油炸 | 115

鲜牛奶 | 115

零食 | 116

花生 | 118

特别水果 | 119

第7章　营养与疾病

肥胖症 | 122

肥胖症可能引起的问题 | 122

肥胖的成因 | 123

判断孩子有否肥胖症 | 125

治疗肥胖症 | 128

处理流程 | 131

发育不良 | 132

婴幼儿便秘 | 134

常见便秘的成因 | 134

佝偻病 | 137

面青与贫血 | 139

贫血的影响 | 139

导致贫血因素 | 140

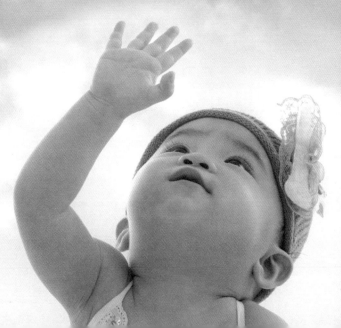

缺锌症 ｜142

牙齿与营养 ｜143

多吃鱼肝油 ｜146

进食指导 ｜147

大脖子（地方性甲状腺肿）｜150

多动症 ｜152

食物过敏 ｜155

孩子为什么会有食物过敏 ｜155

食物过敏有什么病征 ｜156

哪类食物最容易引致过敏反应 ｜157

怀疑孩子有食物过敏，父母应该怎么处
理 ｜158

处理流程 ｜161

牛奶过敏 ｜162

第8章　患病期饮食指南

患病时营养的重要性 ｜166

孩子生病后，饮食需求的改变 ｜166

肠胃炎 ｜167

患病时的处理 ｜167

哮喘 ｜169

湿疹 ｜171

尿道炎及肾炎 ｜173

心脏病 ｜174

发热 ｜175

水痘 ｜176

水痘与营养 ｜177

扁桃体炎 ｜179

食物、水分 ｜179

预防 ｜180

第9章　饮食习惯的培养

良好饮食习惯 ｜182

零食的限制和运用 ｜183

家庭用餐环境 ｜184

餐桌礼仪 ｜185

家长的角色 ｜186

第10章　四季汤水

四季汤水 ｜188

春季 ｜188

夏季 ｜190

秋季 ｜191

冬季 ｜194

第11章　实用资料

哺乳技巧 ｜198

喂奶前的乳房清洁 ｜198

喂奶前的乳房按摩 ｜199

喂母乳的姿势及抱法 ｜199

哺乳时及哺乳后的注意事项 ｜200

喂奶后的注意事项 ｜200

乳房护理及自我照顾 ｜201

拍嗝技巧 ｜202

冲调配方奶粉的技巧 ｜203

选择奶嘴及奶瓶 ｜204

选择正确的奶嘴 ｜204

选购安抚奶嘴 ｜206

选择合适的奶瓶 ｜207

奶瓶和奶嘴的消毒法 ｜207

基础篇

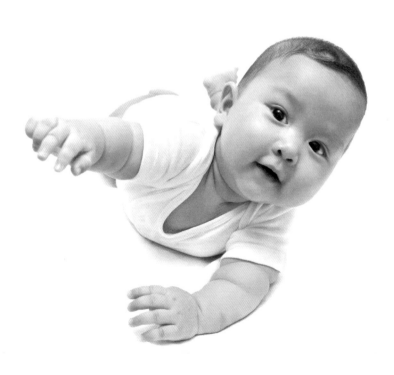

准妈妈饮食须知

　　怀孕期间，孕妇在饮食上所吸收的营养，一部分是为胎儿提供健康成长的条件，另一部分是为孕妇储存日后哺乳时所需。怀孕初期三个月，孕妇每日需要额外 419 ～ 837 千焦耳热量；怀孕中期以后，每日需要额外 1 256 千焦耳的热量。

　　怀孕中补充热量要适当，忌过量。过分摄取热量可导致肥胖及其他妊娠并发症如妊娠糖尿病，同时亦可引致胎儿过重，令分娩困难。以下为怀孕期孕妇体重增加的建议，体重已偏重的孕妇，不宜吸收过多额外的热量。

以一个身高 160 厘米，体重 55 千克的女士为例：

前三个月：

每日 5 442 ～ 6 279 千焦

中后期：

每日 7 535 ～ 8 372 千焦

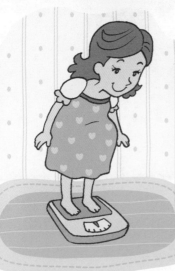

怀孕前身体质量指数分类 (Body ～ Mass Index, BMI)	建议总体重增加 （千克）
过轻 （BMI<18.5）	12.5 ～ 18
正常 （BMI18.5 ～ 22.9）	11.5 ～ 16
过重 （BMI 23 ～ 29.9）	7 ～ 11.5
严重过重 （BMI>30）	5 ～ 9

*BMI = 体重（千克）÷ 身高（米）÷ 身高（米）
（资料来源：美国国家科学院医学研究所）

怀孕期体重正常增加的状态下，所增加的 14 千克重量分布如下：	
胎儿	3.3 千克
母体能量储备（即蛋白质及脂肪）	3 千克
血液	2 千克
体液	2 千克
乳房	1 千克
子宫	1 千克
羊膜水	1 千克
胎盘	0.7 千克

（资料来源：美国产科医生和妇科医生大会）

怀孕期注意吸收的营养

怀孕期间需特别注意吸收的营养：

叶酸 是 B 族维生素的一种，对胎儿的细胞生长及中央神经系统发育十分重要。若孕妇缺乏叶酸，可造成疲倦、眩晕，甚至贫血等症状，对胎儿亦容易造成神经发育缺陷。此缺陷可导致无脑症（指大脑没有发育出来）和脊柱裂症，对胎儿造成不同程度的残障。在很多食物中，都含有丰富的叶酸，如豆类、肉类和绿色的蔬菜。

铁质 是身体制造血液中红细胞的主要元素。怀孕期间，胎儿会从母体摄取铁质以供发育所需，随着胎儿不断成长，对铁质的需求亦相对增加。若孕妇没有汲取充足的铁质，不但胎儿发育受到影响，也会造成母体缺铁性贫血。

孕妇每天需要摄取 30 毫克铁质。从动物中摄取的铁质，如牛肉、猪肉及其内脏，被人体吸收的程度比从植物中高；相比于从植物中，人体较易从动物如牛肉、猪肉及其内脏中摄取铁质。素食者可选择从豆类和绿色的蔬菜中摄取铁质。此外，同时进食富含维生素 C 的食物如西红柿、西兰花，亦有助孕妇吸收铁质。

钙质　有助婴儿牙齿和骨骼生长。一般妇女每天需要 800 毫克钙质，而孕妇则需要 1 200 毫克。牛奶，豆类食品如豆腐、豆浆，蔬菜如西兰花、芥蓝均含有丰富钙质。若缺乏钙质的供给，婴儿便会从孕妇的牙齿和骨骼中汲取。当一定分量的钙质被婴儿汲取后，便可能导致妈妈有高血压、肾功能受损及骨盆变形等问题。

准妈妈常见的饮食问题

可否吃生冷和半熟食物

孕妇可否食用如生鱼片、寿司、半熟的牛排等食物？

进食未经煮熟的食物容易导致细菌感染，如大肠杆菌及李斯特菌。食物中毒会出现腹泻、呕吐等，对孕妇的影响可能更严重，因为在怀孕期间，孕妇的新陈代谢和血液循环有所改变，增加食物中毒及流产的风险。为胎儿及自己着想，还是应将食物煮熟再吃。

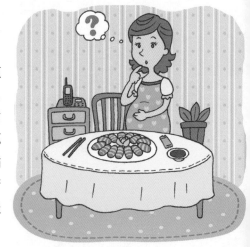

可否饮茶或咖啡

饮茶或咖啡已成为许多都市人的习惯，但孕妇不能过多饮用。茶和咖啡含有咖啡因，有兴奋作用，可刺激神经系统，令孕妇和胎儿心跳加速。摄取过多的咖啡因，会增加流产的风险，以及导致早产和婴儿过轻的问题。有研究指出，每日摄取多于 200 毫克的咖啡因，会影响胎儿正常成长。所以，孕妇每天不要饮用超过 200 毫克咖啡因的茶和咖啡。

茶或咖啡（毫升）	咖啡因含量（毫克）
红茶（240）	40 ~ 120
即冲咖啡（240）	27 ~ 173
鲜酿咖啡（240）	95 ~ 200

可否饮酒

饮用少量的酒对孕妇并非不可以，但目前没有怀孕期安全饮用酒精的建议。酒精过量会影响孕妇对叶酸及多种营养的吸收，构成对胎儿发育不良的后果，如出生后婴儿可能过轻、生长较慢、脑部发育不良，造成学习或行为上的问题等。考虑到酒精对胎儿的风险，最好完全避免饮酒。

婴儿健康饮食的重要性

影响婴儿的成长

在幼儿期养成的饮食习惯，将大大影响婴儿身体的成长以及一生的健康。婴儿对食物形状、口味的认同，在出生后不久就已经开始。婴幼儿时期至学龄前期是人一生中生长发育最迅速的时期，也是形成良好饮食习

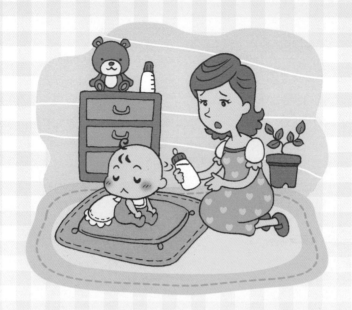

惯的重要阶段，对一生的健康都有很大的影响。任何不良的饮食习惯都会影响幼儿的身心健康和正常发育，以后要纠正过来就很难。

因此，父母应该掌握正确育儿的知识，如该给孩子吃什么、吃多少、怎样使孩子乐于接受这些食物等，使他们从小养成好习惯。良好饮食对于预防婴儿初期常有的疾病如耳道感染，甚至是关系长期健康的如肥胖症等都有深远影响，因此父母从婴儿出生后便要肩负起提供健康饮食的重任。

要养育出健康的婴儿，母亲的饮食实在不容忽视。因为在哺乳期间，母乳成分会因为母亲的饮食情况而有所改变。如果因婴儿或母亲的特别情况而不能喂哺母乳，婴儿配方奶粉才是一个退而求其次的解决方案。

市面上婴儿奶粉种类繁多，大家要先征询医生或营养师的意见，再选购最合适的婴儿配方奶粉。辅食的添加也要根据婴儿的成长情况而定，一般在 4 ~ 6 个月后才适宜喂食糊状食物，以帮助婴儿吸收该阶段成长过程中所需的各种营养素。

婴儿进食辅食的时期，家长应注意食物的配搭；如出现厌食情况，应尽可能改变食物搭配，如通过颜色和形状等来引起婴儿的食欲。切勿强迫婴儿进食，否则只会适得其反。

影响到婴儿的行为

　　另外，饮食习惯还会影响到婴儿的行为，从某些行为中也可以看出他们缺少哪些元素，以及如何调整饮食习惯。例如面色苍白、食欲不佳、情绪烦躁等症状，与体内缺乏镁、锌等微量元素有关。当发现婴儿有异常举动或出现病态行为，最好询问医生，了解原因，对症下药，并应适当地改善他们的饮食结构，配以纯天然食物给予补充，这往往比吃药更有效。

安全问题

　　三聚氰胺（Melamine）是工业用化学品，用于生产三聚氰胺树脂以制造胶板、纸品、纺织品等物料。如商家在牛奶中加入三聚氰胺，以造成蛋白质含量较高的假象，婴儿饮用了会导致泌尿系统结石、尿道问题、不明原因的哭闹及高血压等病症。由于奶粉是婴儿的主要食粮，而他们摄入的三聚氰胺分量远超于正常水平，难于排出体外，会对未完全发育的身体造成严重后果。

婴儿配方奶粉的安全亦是父母很关注的问题，最为大家熟悉的是含三聚氰胺和激素的配方奶粉。

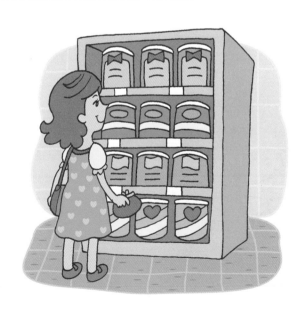

而激素是一种化学物质，包括生长激素和性激素，由动物的内分泌腺制造而成，经血液传送，影响体内细胞的功能。在部分国家，农户会以激素饲养禽畜，令年幼的动物容易增重，肉质更鲜嫩和美味。虽然现今未有足够证据显示，肉类或奶类制品的残余激素对人体健康有直接影响。但由于大众对健康日渐重视，市面上有许多食物都声称在饲养过程中没有使用激素。

婴幼儿的健康饮食是既重"质"，亦重"量"。"质"是指食物能提供婴儿健康成长的需要。母乳对刚出世的婴儿来说，是最天然、营养成分最合适的食物。婴儿配方奶粉虽然极力模仿母乳的营养成分，但其制造过程，以及各营养成分的存在和比例都未必能符合婴儿健康成长的要求。"量"所指的并不是愈多愈好，而是每次进食所需要吸取的分量，分量太多或太少对婴儿成长及发展均会构成不良影响。

婴儿器官功能与喂养

婴儿器官的构造及功能都未完善，却又需从食物中得到营养以达到健康生长的需要。因此，了解婴儿器官功能，有助于恰当喂养。

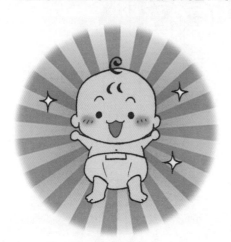

0～3个月的婴儿通过"吸吮反射"摄取母乳或婴儿配方奶，就足够提供营养所需，不必添加任何辅食。若婴儿配方奶过热，或奶瓶与橡皮乳头消毒不当，容易刺激新生儿口腔细嫩的黏膜，导致受伤和感染。3个月内的婴儿只会前后运动舌头，无法上下左右移动，此时尝试喂食半固体食物，舌头会将食物往外推出，产生排斥动作。再者，此时婴儿肠内淀粉酶的分泌少，因此不宜过早喂食半固体食品。

婴儿胃部与食管相接处的肌肉关闭不紧，所以喂哺婴儿最好约成45度角，否则在喂哺后，容易溢奶。新生儿胃部容量很小，只有30～60毫升，1～3个月为90～150毫升，因此过量喂哺容易引起呕吐。

婴儿胃部排空的时间因食物种类而有所不同，水为1～1.5小时，母乳为2～3小时，婴儿配方奶粉为3～4小时，在安排喂哺次数及相隔时间时，应考虑这些特点。

以下是不同时期婴儿的喂食参考：

年　龄	特　点
4～6个月	婴儿的消化系统、肾脏功能和神经系统慢慢成熟，咀嚼和吞咽的功能也逐渐发展，可开始尝试喂食半固体食物
7～8个月	婴儿的舌头能够上下前后灵活移动，所以舌头会将软的食物顶向上颚，压碎后再吞下去
9～11个月	婴儿舌头会左右移动，上下颚也会像成年人一样动作，能将块状食物弄碎
1岁	婴儿已具备基本的咀嚼和吞咽的功能
1～2岁	可以逐渐进食大部分块状的固体食物、较难咀嚼的肉类以及纤维多的蔬果，而较硬的坚果类则需等稍大才尝试
3岁后	牙齿长齐，咀嚼肌更有力，此时大部分食物都可以进食了

6～12个月是训练婴儿咀嚼和吞咽技巧的关键时期，在此期间婴儿若未学会进食固体食物，在1岁后他们便会拒绝再尝试。即使愿意，也只是咀嚼两下就吐出或含于口腔中，勉强要他们吞下去，很容易会噎到。1岁以下的婴儿肠胃较为敏感，喂哺稍有不当，如喂食过多、不定时、过

早喂食固体食品或摄入过多脂肪等情况，都易引起呕吐和腹泻。

在喂养过程中，父母需掌握婴儿器官功能的发育情况，才能既满足婴儿的营养需要，又达到合理喂养的目的。

何谓合理喂养

在 4～6 个月前，婴儿只需要进食母乳或婴儿配方奶粉。如果以母乳喂养，婴儿初期每天要喂哺 8～12 次（隔 2～4 个小时 1 次）或按需要喂哺。由于婴儿配方奶粉比母乳消化较慢，所以饮用婴儿配方奶粉的婴儿喂食次数不用那么频繁，每天 6～8 次。随着婴儿月龄的增加，婴儿会进入一个更规律的喂养时间表，喂养次数减少，每次奶量则慢慢增加。

婴儿如有伸展或吸吮嘴唇的动作，这是饥饿的早期迹象，而不断吵闹和哭泣则是后期迹象。当然不是每次的吵闹和哭泣都意味着饥饿，有时婴儿可能只需要换尿布或被搂抱。当婴儿停止吸吮，不愿张开嘴巴，可能已经吃饱或想休息一会，这时可帮其嗝气或等待一会再喂哺。

当停止夜间喂食，4～6 个月大的婴儿在白天会吃的多一点。每个婴儿因个体的差异食量也会差别很大，妈妈切记不要过分集中衡量婴儿究竟每次吃多少，每天喂食有多频繁和有多规律，因为婴儿最清楚知道自己需要多少食物。相反，妈妈可留意婴儿其他方面的表现，如在 24 小时内换出 6～8 片湿透的尿布，婴儿的警觉性是否高，以及是否拥有良好的肤色，体重是否稳定增加。

当婴儿渐渐成长，便可准备过渡到固体食物，何时开始因人而异，但太早或太迟开始进食固体食物都会影响婴儿健康。以下是每个阶段的参考：

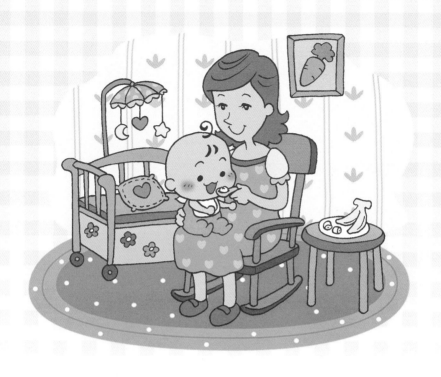

约 6 个月大	在生理发展方面渐趋成熟（如良好的头和颈的控制，可以坐起来，可以转动头部或以不开口来表达已经吃饱），已准备好进食固体食物
6 ~ 9 个月大	单靠母乳或婴儿配方奶粉是不足够提供成长的需要，所以必须引进固体食物。 每天可继续提供母乳或婴儿配方奶粉 3 ~ 4 次，另外提供固体食物 1 ~ 2 次
9 个月大	每天可喂哺母乳或婴儿配方奶粉 2 ~ 3 次，另外提供固体食物 2 ~ 3 次

　　1 岁以下的婴儿不建议饮用牛奶，皆因以喂养牛奶为主食的婴儿不但未能得到足够的维生素 E、铁以及必需的脂肪酸，而且吸收太多的蛋白质、钠和钾。此外，牛奶的蛋白质和脂肪对婴儿来说是较难消化和吸收的。当固体食物渐渐成为主要营养来源时，应减少婴儿母乳或婴儿配方奶粉的进食次数。

了解重要营养素及微量元素

水

　　水是人体中含量最丰富及最重要的物质。在正常情况下，水分占成人体重的60%。若体内水分不平衡，身体的功能便会受到影响。水在人体里起到消化、吸收营养素，排除体内废物或毒素的作用，此外，细胞的化学反应以至体温调节等，都必须要有水才能进行。

　　人体内的水分会通过呼吸、汗液、尿液和肠蠕动等途径流失，要保持身体健康，我们必须从饮料和食物中补充消耗了的水分。一般情况下，医生会建议健康的成年人每天饮用大概8杯水。这个建议是基于什么呢？一般人平均尿量约1 500毫升，由呼吸、汗水等流失的水分约有1 000毫升，每天约共失去2 500毫升的水。

人体水分的来源主要有饮用水、饮料和食物中所含的水。食物通常占人体每日液体摄取量的20%，所以饮用大约8杯水，再配以正常饮食，便能补充流失的水分。

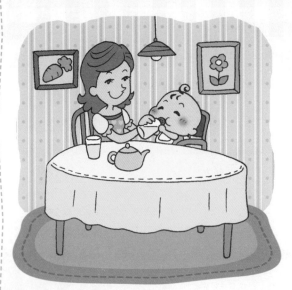

　　水虽然是健康身体的必要元素，但我们对水的需要则因人而异。怀孕或哺乳中的妈妈需要额外的水分，美国医学研究所建议孕妇每天饮用约10杯水，而喂哺母乳的妈妈则需要大约13杯水。有心脏衰竭或肾脏病的患者，身体的排水功能已不正常，如果长期饮用过量的水，有可能引致心脏或肾脏负荷过多，因此这些人士应请教医生合适的饮水量。

通常用口渴来提醒何时喝水并不是一个好方法。当一个人口渴时，可能已经轻微脱水。所以我们应常备一杯清水在身旁，最理想的情况便是不时喝一点。婴幼儿对水的需求可从母乳或婴幼儿配方奶粉和辅食中得到。体内的蛋白质、脂肪和碳水化合物的代谢，在化学反应中也形成了水。在正常情况下，头六个月以纯母乳喂养或饮用配方奶粉的婴儿已摄取足够的水分，额外补充水分是没有必要的。在极端情况下，婴儿可能需要补充水分，妈妈应征询医生的意见。

碳水化合物

碳水化合物是日常饮食的主要能量来源。碳水化合物可分为简单碳水化合物和复合碳水化合物两种。简单碳水化合物有一或两个糖分子，包括葡萄糖、果糖、蔗糖等糖类。这些碳水化合物具有甜味，容易被身体分解和吸收，是身体快速获得的热量来源。复合碳水化合物有三个或以上连结的糖分子，例如寡糖、多糖。

常见的天然碳水化合物来源包括：水果、蔬菜、牛奶、坚果、谷物、种子和豆类等。

1 克碳水化合物能产生 16 743 焦耳的热量，碳水化合物除了提供身体主要热量外，亦在身体的血糖平衡中担任非常重要的角色。蛋白质及脂肪也可转化成葡萄糖，作为热量补充之用。由于肝脏可储存的糖分有限，过多的糖会转化为脂肪，储存于身体各部分，所以摄取过多碳水化合物也可引致肥胖。

水果、蔬菜及奶类食品含有简单碳水化合物，加工的食物和饮料，如糖果、曲奇饼干、蛋糕和汽水，一般都含有简单碳水化合物。复合碳水化合物的主要食物来源是谷类、水果、淀粉质含量高的蔬菜（如南瓜、马铃薯）以及豆类。而最理想的便是复合碳水化合物和天然糖。

碳水化合物每日所需量

年　龄	每日所需要量（克）
0～6月	60
7～12月	95
1～3岁	130
怀孕期及哺乳期的妈妈	210

资料来源：美国国家科学院医学研究所

膳食纤维（Dietary Fiber）

膳食纤维一般可分为水溶性纤维和非水溶性纤维两大类。

膳食纤维存在于所有植物性的食品中，包括水果、蔬菜、粗粮和豆类等。膳食纤维有别于其他营养素，例如脂肪、蛋白质或碳水化合物，膳食纤维是身体无法消化或吸收的。

膳食纤维的功能：

非水溶性纤维 (Insoluble fiber)	能促进食物在小肠和大肠的蠕动，防止便秘。亦缩短食物通过肠道的时间，从而减少肠道有关的疾病，如痔疮、大肠癌等。 全麦面包、坚果及许多蔬菜均是非水溶性纤维的主要来源
水溶性纤维 (Soluble fiber)	可溶于水中，形成一种胶状物质，延迟胃排空时间及胆酸结合，从而降低胆固醇和血糖水平。 燕麦、豆类、苹果、胡萝卜等都是水溶性纤维的丰富来源

高纤食物容易令人有饱腹感，而不同植物含有纤维的种类和分量都不同，所以为了获得最大的健康效益，我们应多吃不同种类的植物性食

物。高纤食物一般需要较多的时间咀嚼，让身体有时间向大脑发出饱腹的信号，有助避免在短时间内大量进食。与此同时，高纤食物往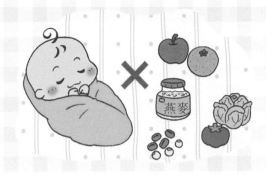

往营养素密集，比其他类型的食物含有更多有益营养，同时热量较少，有助控制体重。

刚出生的婴儿直至 6 个月前，是不用消耗膳食纤维的，而母乳当中亦不含纤维。随着婴儿开始进食补充食品，纤维摄取量才会逐渐增加。但 0～6 个月的婴儿，每日的纤维需要量无法确定。6～12 个月，逐步引入全谷类、绿色蔬菜、豆类，以达到每天提供 5 克膳食纤维。

膳食纤维摄取量建议

年　龄	每日所需要量（克）
1～3 岁	19
怀孕期及哺乳期的妈妈	28～29

资料来源：美国国家科学院医学研究所

蛋白质

蛋白质对人体非常重要，是皮肤、指甲、头发、肌肉、骨骼等组织的主要成分。身体有许多重要的细胞均是由蛋白质造成，如抗体、白细胞、白蛋白、激素等。由此可见，蛋白质不单是重要的组织结构，亦是调节生理功能的重要元素。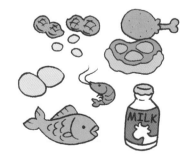

氨基酸是蛋白质的基本组成单位，当中有九种属于人体不能自行合成或无法合成足够数量的合称为必需氨基酸。因此，这9种必需氨基酸是饮食中不可或缺的。一般而言，动物性蛋白质由于含有所有必需氨基酸（如肉类、鱼类），可提供丰富的蛋白质，故被视为完全蛋白质；而植物性蛋白质（除大豆蛋白质外）则会缺少一种或一种以上必需的氨基酸。

母乳和婴儿配方奶粉中的主要蛋白质有两种：乳清蛋白和酪蛋白。母乳约60%是乳清蛋白，40%是酪蛋白，这个蛋白质比例有助婴儿消化和预防感染。婴儿配方奶粉则有更大比例的酪蛋白，婴儿的肠道较难消化。

对于严格奉行素食的人，专家建议其饮食应包括各种不同植物性来源的食物，以便互补不足，这样才能令素食者即使不吃肉亦能从饮食中摄取到所有的必需氨基酸。过量摄入蛋白质不会对健康带来额外的益处，因为身体会将其转化为脂肪，储存在体内。在转化过程中，蛋白质会被分解，多余的氮会排出体外，因而增加肝脏及肾脏的负担。

9种必需氨基酸		
组氨酸	赖氨酸	苏氨酸
异亮氨酸	蛋氨酸	色氨酸
亮氨酸	苯丙氨酸	缬氨酸

孕妇和婴儿不同阶段的蛋白质摄取量建议

年　龄	每日所需要量（克）
0～6月	31
7～12月	30
1～3岁	30～40
怀孕期及哺乳期的妈妈	20～35

资料来源：美国国家科学院医学研究所

脂肪

脂肪是构成细胞的重要成分。脂肪除提供身体活动所需要的热量外，还有保温、润泽肌肤、制造激素的作用。

脂溶性维生素 A、维生素 D、维生素 E、维生素 K 需要脂肪才可被身体吸收。脂肪可在胃中减慢胃液分泌，增加食物停留在胃里的时间，所以进食含有脂肪的食物令人有饱腹感。

所有脂肪都是由饱和脂肪酸和不饱和脂肪酸组成。含饱和脂肪酸的食物主要是动物性食品，如肉类和奶制品。饱和脂肪酸会提高低密度脂蛋白胆固醇（"坏"胆固醇）水平，过高的低密度脂蛋白胆固醇会增加患心脏病、中风和其他疾病的风险。如果用不饱和脂肪酸代替饱和脂肪酸，则有助于降低血液中胆固醇的含量。不过不饱和脂肪酸与饱和脂肪酸含有同等的热量（1 克脂肪含有 37 673 焦耳的热量），所以仍需注意摄取量。大多数的液态植物油含的都是不饱和脂肪酸。

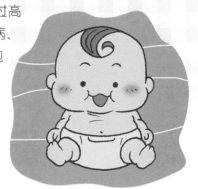

孕妇和婴儿不同阶段的脂肪摄取量建议

年　龄	每日所需要量（克）
0 ~ 6月	9.1
7 ~ 12月	11.0
1 ~ 3岁	13
怀孕期及哺乳期的妈妈	71

资料来源：美国国家科学院医学研究所

DHA（decosahexanoid acid）及 AA（arachidonic acid）均是不饱和脂肪酸。DHA 属 ω–3 脂肪酸，而 AA 属 ω–6 脂肪酸，这两

种脂肪酸均是人体健康所必需，但人体都不能直接合成，而需要从食物中获取。ω–3、ω–6 脂肪酸是构成大脑和视网膜的主要成分，对视力发展、脑神经细胞发育都很重要。ω–3 脂肪酸主要来自深海鱼（如三文鱼、金枪鱼）及海藻等食物，而 ω–6 脂肪酸来源主要有植物油、坚果等。

刚出生的婴儿可从母乳里直接摄取 ω–3、ω–6 脂肪酸。根据医学研究显示，婴儿出生时，脑部发育尚未完成，在出生后第一年，是脑部发育的关键期，给婴儿丰富的 ω–3、ω–6 脂肪酸如 DHA、AA，其脑力潜能将得到最大的提升，并且打稳良好的视力基础。

由于一般食物中的维生素 D 含量微小，从膳食中可能未能摄取足够的维生素 D。鱼肝油含有丰富的维生素 A、维生素 D，能促进婴儿对钙质的吸收利用，保障骨骼、神经发育。给婴儿吃鱼肝油可预防因缺乏维生素 D 而引起的佝偻病。但同时，如果婴儿过量服用鱼肝油，维生素 A、维生素 D 很容易蓄积在身体里，引起中毒反应。所以鱼肝油和维生素 D 在使用的剂量上是不同的，父母不要随便给婴儿吃鱼肝油。每个婴儿的生长发育情况都不同，最好由医生决定是否给婴儿吃鱼肝油，以及吃多少。

> 母乳中含有婴儿大脑发育的 ω–3、ω–6 脂肪酸，而且比例非常合适，有利于被婴儿吸收及利用。

反式脂肪（Trans Fats）

反式脂肪又称反式脂肪酸（trans fatty acids），属于不饱和脂肪酸。当植物油加入氢，原本液体状的植物油会变成半固体，这个程序便会产生反式脂肪。经过氢化的植物油与动物脂肪的特性类似，可令食物不易变坏，增加口感、延长保质期，而且价钱较便宜，所以食品制造商通常会采用此过程制造食品。

> 反式脂肪主要来自以氢化植物油为材料，或用氢化植物油烹调的煎炸和烘焙食品。牛奶和羊奶以及其脂肪制品（如全脂牛奶及牛油）均含有少量天然的反式脂肪。

有可能以氢化植物油制造的食物包括：人造牛油、起酥油、饼干、曲奇饼、炸薯条、蛋糕、沙拉酱及植脂奶粉。反式脂肪会增加人体内"坏"胆固醇，同时会减少"好"胆固醇，因而增加中风、心脏病和糖尿病的风险。

目前世界卫生组织（WHO）和联合国粮农组织（FAO）建议，反式脂肪摄取量应愈少愈好。建议摄取量为少于人体每日所需热量的1%。以每日摄取8372千焦耳热量为例，反式脂肪的每日摄取量应少于2.2克。

要吃得健康，最重要的是保持均衡饮食，少吃油炸及高脂肪食物，多吃蔬果。选购食物时，如食物标签有列出"氢化植物油""氢化脂肪""起酥油"等成分字眼，即是含有反式脂肪。读者宜选择含有较少反式脂肪的食物，并避免使用氢化植物油烹调食物。

胆固醇 (Cholesterol)

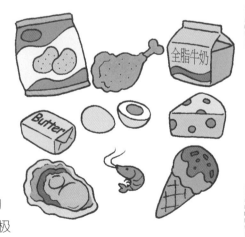

胆固醇按来源不同分为两类：膳食胆固醇与体内胆固醇。人体内的胆固醇大部分是由肝脏自行合成，只有小部分是来自膳食胆固醇。身体健康的人可自行调节和控制胆固醇水平。许多人认为胆固醇是"坏"东西，因为会增加患上心血管系统疾病的风险。事实上，胆固醇对人体极其重要，当胆固醇水平超过某个限度时，才会危害健康。胆固醇是人体细胞膜的主要成分，亦是合成维生素D、胆汁和部分激素的必需元素。

体内的胆固醇与蛋白质结合形成脂蛋白，脂蛋白负责在人体内输送甘油三酯及胆固醇，把脂类由肝脏输送到细胞，又或由细胞输送到肝脏。

血液中的"坏"和"好"胆固醇，分别指低密度脂蛋白胆固醇（LDL-C）和高密度脂蛋白胆固醇（HDL-C）。一般而言，"坏"胆固醇水平偏高或"好"胆固醇水平偏低的人，会较容易患上各类心脏疾病。

膳食胆固醇存在于大部分动物源性食物（蛋白除外）。人们常误以为饱和脂肪含量高的食物都含大量胆固醇。事实上，食物中饱和脂肪含量与胆固醇含量并无关系。举例来说，虾便是胆固醇含量高（每100克含180毫克胆固醇）但饱和脂肪含量低（每100克含0.4克饱和脂肪）的食物。膳食胆固醇摄取量与热量需要无关，因为膳食胆固醇不会令人体产生热量。多国专业团体建议成年人每天应进食少于300毫克膳食胆固醇。

食物膳食胆固醇含量

食物（以每100克计，除非另有说明）	膳食胆固醇（毫克）
瑶柱／元贝	348
鸡蛋（1只，约50克）	293
猪肝	288
墨鱼	226
虾	181
鲜贝／带子	140
牛肚	104

益生菌 (Probiotics)

益生菌是活的微生物，例如双歧杆菌（bifidobacterium）及乳酸菌（lactobacillus），俗称为肠道中的"好菌"。益生菌类似人体肠道内

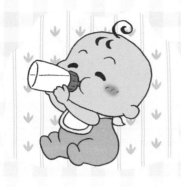

的有益微生物，适当的数量能令身体受益。含益生菌的食物有酸奶、发酵和不发酵的牛奶、豆浆、某些果汁和大豆饮料。含益生菌的食品或补充剂，可能本身已经含有益生菌或在制作过程中添加了。

如果婴儿肠道中能建立起健康的益生菌菌丛，有助于消化乳糖、促进维生素合成和营养素吸收、避免肠道病原菌增生、减少腹泻和便秘等。母乳喂养的婴儿，肠道内往往拥有更多益生菌。另外，益生菌可为肠道细胞提供额外的热量来源，有助提升肠胃功能和维持肠道健康。

益菌生 (Prebiotics)

益菌生是一种不被消化，但能促进益生菌生长的物质。益菌生如寡糖（oligosaccharides），可以通过肠胃而不被消化。当寡糖停留在消化道，能刺激益生细菌的生长。益生菌大多来自高纤维的食物，包括全谷类（如糙米、荞麦）、豆类、根茎类蔬菜（如马铃薯、番薯）及新鲜蔬果等。摄取这些食物，既可增加纤维吸收，又可得到益生菌，是健康饮食的选择。

维生素

维生素是食物中的一种营养素，对于人体正常细胞的功能和生长以及新陈代谢尤其重要。维生素虽不能提供热量，但能推动体内化学作用。人体对维生素的需要量极少，但绝对不能缺乏。人体不能自我产生大部分的维生素，而需要从食物中摄取。

> 13种人体必需的维生素可根据其溶解性分为两大类：脂溶性维生素和水溶性维生素。

脂溶性维生素有4种：维生素 A、维生素 D、维生素 E 和维生素 K。水溶性维生素有9种：8种为 B 族维生素，即维生素 B_1（Thiamin）、

维生素 B_2 (Riboflavin)、维生素 B_3 (Niacin)、维生素 B_5 (Pantothenic Acid)、维生素 B_6 (Pyridoxine)、维生素 B_{12} (Cobalamin)、生物素 (Biotin)、叶酸 (Folic Acid)，还有一种为维生素 C。

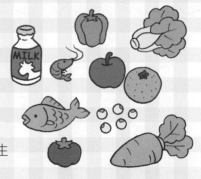

脂溶性维生素可溶解于脂肪，需依靠食物中的脂肪才可被吸收，储存在体内的脂肪组织约 6 个月。而水溶性维生素只能停留在体内很短时间，因此需要从食物中不断补充。摄入过量的脂溶性维生素，如维生素 A 和维生素 D 可危害肝及肾脏。过量的水溶性维生素通过尿道排出，而维生素 B_{12} 是唯一的水溶性维生素，可较长久的储存在肝脏。

维生素 A、维生素 C 和部分维生素 B 会被强光破坏，所以食物宜放在阴凉处或冰箱内。维生素 C 及部分 B 族维生素会溶解于水中同时容易被热力破坏，所以清洗食物时放在水中过长时间或把食物长时间加热（如焖），都会令维生素流失。

维生素种类	功　用	来　源
脂溶性维生素		
维生素 A	有助维持良好视力、健康的牙齿、骨骼、软组织、黏膜和皮肤	多叶深绿蔬菜，深橙黄色的蔬果、蛋黄、牛奶及动物肝脏
维生素 D	促进牙齿和骨骼生长，有助于钙的吸收	每天在阳光下 10～15 分钟，大概每周 3 次便足以生产体内的维生素 D。维生素 D 的食物来源有冬菇、鱼类、牛奶、蛋黄
维生素 E	一种抗氧化剂，有助血细胞的形成，帮助人体使用维生素 K，保护细胞膜，防止细胞老化	植物油、坚果、全谷类（糙米、全麦面包、麦皮等）、暗绿色蔬菜（菠菜、西兰花）
维生素 K	促进血液凝固	肉类、全谷类、多叶深绿蔬菜、鸡蛋

水溶性维生素		
维生素 B_1/ 硫胺素 (Thiamin)	促进人体从食物中分解热量。帮助神经系统及心脏正常工作	全谷类、豆类、坚果和种子、鸡蛋、猪肉等
维生素 B_2/ 核黄素 (Riboflavin)	促进化学代谢和红细胞的生成，维护皮肤健康、视力及神经系统功能	奶及奶制品、肉类
维生素 B_3/ 烟酸 (Niacin)	促进化学代谢、维护皮肤健康、神经及消化系统功能	肉类、家禽、鱼类、猪肉、豆类、坚果
维生素 B_5 (Pantothenic Acid)	协调蛋白质和脂肪新陈代谢，有助生产激素和胆固醇的作用	全谷物、豆类、动物肝脏、鱼、鸡及鸡蛋
维生素 B_6 (Pyridoxine)	有助红细胞形成和维持正常大脑功能，协调蛋白质代谢	全谷物、家禽、马铃薯、香蕉、豆类、坚果
维生素 B_{12} (Cobalamin)	维持正常中枢神经系统功能，有助于红细胞生成	动物肝脏、鸡蛋、鱼、奶及奶制品、家禽、肉类
生物素 (Biotin)	有助蛋白质和碳水化合物的代谢，生产激素和胆固醇，维持健康神经组织、皮肤、头发及血细胞	谷类、鸡蛋、豆类、蘑菇、坚果
叶酸 (Folic Acid)	叶酸与维生素 B_{12} 一并可促进红白细胞的形成。叶酸亦是控制组织生长和细胞功能	多叶深绿色蔬菜、豆类、全麦
维生素 C (Ascorbic Acid)	是一种抗氧化剂，促进牙齿和牙龈健康、防止牙龈出血、有利铁的吸收和促进伤口愈合	柑橘类水果、猕猴桃、草莓、青椒、西红柿、马铃薯、西兰花、菠菜

营养均衡的饮食便能提供足够人体所需的维生素，不要以为服用各种各样的维生素补充剂便是"营养丰富"。所以在考虑购买维生素补充剂前，最好询问医生或注册营养师，因为这些补充剂并不是服食得越多越好。

矿物质

矿物质不能为身体提供能源，但是构成人体组织和维持正常生理功能必需的营养素。一个健康的身体能有效地调节矿物质的吸收及排泄，当储存量较低，身体会提高吸收能力，从而减少矿物质从尿液中流失；当储存量过多时，身体会增加排泄，将矿物质排出体外。

钙 (Calcium)

钙质有助巩固骨骼，而人体 90% 以上的钙质均储存在骨质中。其他的钙质分布在细胞及血液中，帮助调节肌肉和血管的收缩及扩张、控制血压，用于神经系统运作及血液的凝结等。钙的来源包括奶类及豆类食物，其次为深绿色蔬菜及鱼类食物。

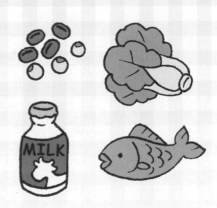

每日钙质所需量

年　龄	每日所需要量（毫克）
0～6月	200
7～12月	260
1～3岁	700
怀孕期及哺乳期的妈妈	1 000

资料来源：美国国家卫生研究院膳食补充剂办公室

各类食物含钙量

食　物	重　量	含钙量（毫克）
加钙豆浆	1 杯	425
豆腐干	100 克	308
牛奶	1 杯	300
银鱼	40 克	300
黑豆	100 克	224
豆腐	100 克	145
海参	100 克	28
豆浆	1 杯	20

铁 (Iron)

　　铁是许多蛋白质及酶的组成部分。铁在身体中的氧气运输过程中担任非常重要的角色，亦能调节细胞的生长及分化。差不多 2/3 的铁是在血红蛋白（hemoglobin）内发现，血红蛋白是蛋白质的一种，负责携带氧气到身体各组织。少量的铁储存在肌肉，是肌肉的重要组成。铁也是许多酶的组成成分和氧化还原反应酶的激活剂。

　　铁的来源包括含铁质的食物，可分为两种：血红铁（heme iron）及非红铁（non-heme iron）。

　　血红铁的来源是动物的内脏、红肉、鱼等；而非血红铁的来源是五谷类、深绿色蔬菜及豆类等。血红铁的吸收率比非血红铁高，虽然从动物性食物中吸收铁质比从植物性食物中有效，但肉吃得太多毕竟不健康，所以日常饮食应以粗粮、豆类及深绿色蔬菜为主，可多方面摄取铁质。

每日铁质所需量

年　龄	每日所需量（毫克）
0～6月	0.27
7～12月	11
1～3岁	7
怀孕期的妈妈	27
哺乳期的妈妈	9

各类食物的含血红铁量

食　物	分　量	含铁量（毫克）
蚝（熟）	100克	30
鸡肝	100克	23.8
鸡	100克	12
蚬（熟）	100克	1.4

各类食物的非血红铁含量

食　物	分　量	含铁量（毫克）
花椰菜（白）	100克	13.8
黄豆	100克	8.2
燕麦片	100克	7.0
黑豆	100克	7.0
菠菜（熟）	1/2杯	3.2

钾 (Potassium)

钾帮助身体酸碱平衡、神经传导、控制肌肉收缩，亦参与许多主要的生化过程。含钾的食物包括新鲜的蔬菜和水果，例如香蕉、西柚、胡萝卜。

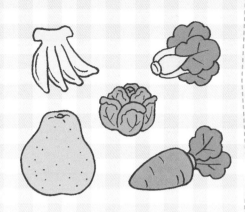

钾于不同年龄的建议摄取量

年 龄	钾摄取量（毫克／日）
0～6 月	400
7～12 月	700
1～3 岁	3 000
怀孕期的妈妈	4 700
哺乳期的妈妈	5 100

钠 (Sodium)

食盐是由钠和氯组成，当中钠占 40%，氯则占 60%。换言之，每克食盐含 0.4 克钠。钠是人体正常运作不可缺乏的物质。钠是神经传送和肌肉收缩的必需元素，亦有助于维持体内液体的平衡。肾脏是负责调节体内钠的分量，当体内的钠水平偏低时，肾脏则储存钠；体内的钠水平高于正常水平，便会从尿液排出多余的钠。若肾脏无法排出体内多余的钠，可能会引致高血压。

食盐是钠的主要来源，奶类食品亦含钠，某些蔬菜都含少量的钠。市面上许多加工及预制的食品都含大量的钠。根据世界卫生组织（WHO）建议，成年人每天需要 2 000 毫克钠，即相等于 1 平茶匙食盐（约 5 克）中的钠含量。

锌 (Zinc)

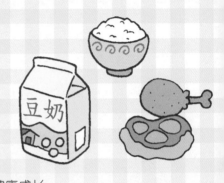

锌遍布于人体细胞中，可帮助免疫系统对抗入侵的细菌和病毒。身体的蛋白质和脱氧核糖核酸（DNA）亦需要锌来制造。锌还有助于伤口愈合，对嗅觉和味觉的感官非常重要。

胎儿和婴幼儿更需要锌来保证其健康成长。富含锌的食物包括肉类、五谷类、豆类产品。根据美国国家科学院医学研究所建议，怀孕中的妈妈每日需要 11 毫克锌，喂哺母乳的妈妈则需要 12 毫克。

硒 (Selenium)

硒是人体必需的微量元素。硒是制造抗氧化酶素的主要营养素，亦有助于调节甲状腺功能和保障免疫系统正常工作。含硒的食物包括肉类、蛋类、全麦等。根据美国国家科学院医学研究所的建议，怀孕中的妈妈每日需要 60 微克硒，而哺乳期中的妈妈则需要 70 微克。

碘 (Iodine)

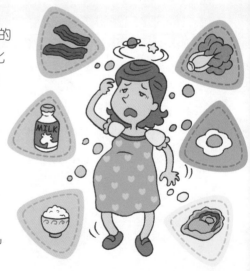

碘必须从饮食中摄取，含碘的食物包括海藻产品、咸水鱼和碘化碱。碘是甲状腺激素的一份子，可以帮助调节新陈代谢。怀孕中的妈妈缺乏碘，可引致高血压；成长中的婴儿缺乏碘，可导致发育迟缓。碘亦在中枢神经系统中起着重要的作用。根据美国国家科学院医学研究所资料，怀孕中的妈妈每日需要 220 微克碘，而哺乳期的妈妈则需要 290 微克。

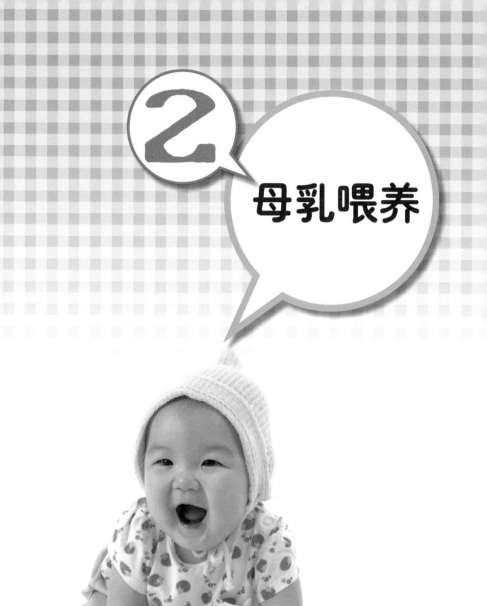

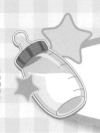

母乳的营养价值

　　母乳对刚出生的婴儿来说，是最天然、营养成分最为合适的食品。母乳含有婴儿0～6个月内正常发育成长需要的所有营养素，其蛋白质、糖、脂肪的比例适当、易于消化，并能被婴儿有效吸收利用，非常独特及精确地配合婴儿的成长发育所需。母乳含有丰富的抗感染物质，能减少婴儿患病的机会，如肠道、呼吸道及皮肤的感染，且能预防过敏。

> 母乳是由蛋白质、脂肪、碳水化合物、矿物质、维生素和微量元素组成，其比例非常利于婴幼儿的生长发育。

　　优质脂肪是婴儿大脑发育不可缺少的营养。脂肪是婴儿的主要热量来源，也是构成大脑细胞的重要成分。母乳中含有大量多元不饱和脂肪酸，如DHA和AA，是婴儿视网膜和神经系统发育的主要元素。母乳中还有脂肪分解酶，可帮助消化脂肪，让婴儿的消化系统更容易吸收各种营养。

　　碳水化合物占母乳提供的总热量40%，母乳中的碳水化合物主要是乳糖，还有寡糖、半乳糖及果糖。乳糖是一种容易消化的糖，有助于降低肠胃中不良细菌的数量，从而提高婴儿吸取其他营养素（如钙质）的能力。碳水

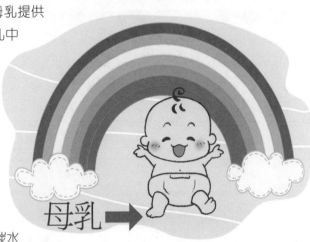

母乳

化合物中逐渐增加的乳糖，能满足婴儿对热量逐渐增加的需求；逐渐减少的寡糖，能促进婴儿肠道的正常运作。母乳中的寡糖比配方奶粉高出10倍，寡糖可以为肠道细胞提供额外能源，有助促进肠胃功能、帮助消化、改善便秘及预防感染。

　　蛋白质不是越多越好，正确的比例才是最重要。母乳中的蛋白质约有70%是乳清蛋白质，另外的30%是酪蛋白，该成分比例可让母乳更容易被婴儿消化，从而减少腹泻和便秘。母乳中的蛋白质比奶粉相对较低，能减轻婴儿尚未发育成熟的肾脏的负担。而母乳亦包括了一些可以预防感染疾病的蛋白质，如乳铁蛋白，这种抗体蛋白在配方奶粉中是没有的。随着妈妈继续为成长中的婴儿喂哺母乳，蛋白质的比例会与婴幼儿成长很好地匹配：乳清蛋白和酪蛋白比例由初期的8：2，过渡到7：3，到后来的6：4。

> 健康的妈妈是不需要额外的营养补充剂进行母乳喂养，母乳中还含有多种天然的维生素及矿物质来配合婴儿成长所需。

　　母乳利用矿物质与蛋白结合来增加利用度，钙质和磷质的2：1比例对婴儿吸收钙质非常理想。再者，当中的铁和锌亦容易被婴儿吸收。

　　母乳具有最完美的营养组合和成分比例，所以世界卫生组织及多个国家（如英国、美国和澳大利亚等）的儿科及营养团体均一致认同，母乳是婴儿由初生到6个月期间最理想的食物，提供了健康成长中的一切所需营养素。

　　近年由于营养学和食品科学的迅速发展，出现了以母乳为"黄金标准"，把成分尽量调整得与母乳相似的婴儿配方奶粉。然而在免疫成分，例如免疫球蛋白、乳铁蛋白等方面，配方奶粉仍然无法和母乳相比。

初乳、过渡乳和成熟乳的比较

母乳是妈妈为婴儿在出生数个月内提供的最理想、最完美、最营养的食物。母乳可分为初乳、过渡乳和成熟乳。

初乳是母亲分娩后，最初几天内所分泌的乳汁。婴儿出生时，初乳已储存在母亲的乳房中。过渡乳是产后 7 ~ 14 天所分泌的，而成熟乳是在分娩 2 周后分泌的乳汁。每个阶段的乳汁外观及成分各有不同，能提供婴儿在不同时期健康成长所需要的营养。

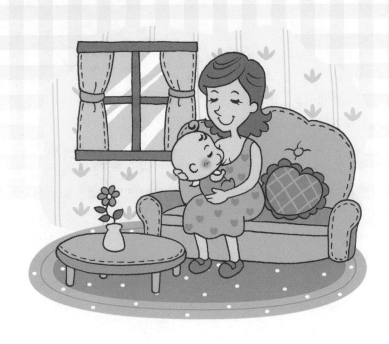

初乳

初乳是在分娩后一周内分泌的，量虽少但当中含有高蛋白质、脂溶性维生素、矿物质和免疫球蛋白，提供足够婴儿每日所需要的营养，即使产妇母乳少或不准备喂母乳，也应让婴儿得到初乳。

初乳较成熟乳含有更多的抗体和其他抗感染蛋白及白细胞等，能增强免疫能力。其中最重要的，是初乳含有大量人体不可缺少的免疫球蛋白，是对抗各种病原性细菌和病毒的自然抗体。由于新生婴儿的免疫系统还不成熟，自身免疫能力低下，所以初乳就是最初让婴儿得到免疫功能的食物，可说是婴儿最理想的第一口食物。

有些足月的婴儿以及大部分的早产婴儿，都会在产后第一周出现黄疸症状，此症状是由于血液中的胆红素（Bilirubin）增加而产生的疾病，黄疸病会使婴儿皮肤呈黄色或橙色。婴儿还未出世时，由妈妈协助胆红素的代谢，但刚出生的婴儿欠缺足够的代谢功能。初乳含有帮助胆红素进行代谢的成分，因此通过喂养初乳就可有效预防黄疸症状。同时，初乳具轻微的通便作用，能帮助新生婴儿排净胎粪，从而排出胆红素，有助预防新生婴儿黄疸症状。

过渡乳

过渡乳是在初乳分泌之后，持续约一周，其中所含蛋白质量逐渐减少，而脂肪和乳糖（lactose）含量逐渐增加，含较高的水溶性纤维，热量比初乳高，是初乳转向成熟乳的过渡。

成熟乳

成熟乳是在母乳喂哺两周以后分泌的，乳汁分泌量渐渐增加，其外观与成分均有所改变，呈淡绿色。成熟乳所含的成分与初乳不同，其蛋白质含量较低，但脂肪含量则较高。成熟乳含有大量水分，所以比较稀，能提供足够婴儿所需的水量。

成熟乳可分为前乳和后乳（俗称前奶和后奶）。前乳是在每一次喂哺过程中先分泌出的乳汁，外观呈灰色或淡绿色的液体，含有丰富的蛋白质、水、维生素、乳糖及矿物质。后乳是在每一次喂哺过程中后分泌出的乳汁，因含有较高的脂肪，所以看起来较前乳白。要保证母乳喂哺的婴儿获得足够的营养以助其成长，前乳和后乳都是必需的。

母乳对母婴健康的好处

母乳是婴儿的最佳天然食粮，喂哺母乳是母亲的天职，也令婴儿对母亲有更特殊的感情联系，而母乳喂哺为母婴健康带来的实时和长远益处，已被认同。婴儿出生后头 6 个月纯以母乳喂哺，在 6 个月大时开始添加辅食，并同时持续喂哺母乳，可至孩子两岁或以上。

> 母乳含有超过 200 种营养素及抗病物质，如脂肪酸、乳糖、酶、水分、氨基酸、蛋白质、脂肪、维生素、矿物质，当中的比例正好适合婴儿的消化系统，是婴儿的最佳食物。

母乳是人体分泌的，配方独特、成分天然、内含有母亲体内产生的抗体和细胞，婴儿吸收了母乳后，有助提高免疫能力。母乳能为婴儿在开始进食固体食物前带来所需营养素，有助其健康发育成长：

- 母乳中的乳糖最容易被婴儿吸收。
- 母乳中的寡糖亦有助婴儿肠道发展及酸碱平衡。
- 母乳中的酪蛋白及乳清蛋白比例较牛奶中的比例优胜，更容易被婴儿吸收。
- 母乳中含有丰富的 $\omega-3$ 脂肪酸，有助婴儿脑部及视力发展，亦有助运送脂溶性维生素，包括维生素 A、维生素 D、维生素 E 及维生素 K。
- 母乳中的抗体不能被仿制，是市面上的婴儿配方奶粉无法比拟的。有时候会发现进食配方奶粉的婴儿大便中有一些白色粒粒，这些粒粒主要是婴儿配方奶粉中不能被吸收的营养，是营养素的浪费。

有研究指出，婴儿吃母乳有助于预防哮喘及过敏，亦有助于降低体内的成长激素及胰岛素分泌，能减少体内过多的脂肪积聚，减低日后肥胖的机会；而且喂哺母乳的时间越长，越少机会患上糖尿病及肥胖症。此外，古话说"用尽吃奶之力"亦真有其事的。事实上，婴儿在进食母乳时是需要花很大气力才能吸食到母乳，所以有时会看到婴儿吃过母乳后满头大汗，这是婴儿用尽全力的表现，不但锻炼身体还有助于婴儿的牙齿排列整齐。

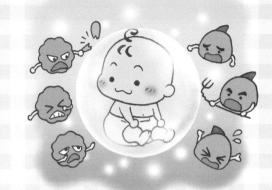

母乳中的活性免疫成分能保护婴儿，让宝宝少受疾病——尤其是肠胃炎的侵袭。母乳容易消化和吸收，而且不含过敏原，吃母乳的宝宝几乎没有过敏的顾虑，这些优点都是婴儿配方奶粉所不能及的。

最近的医学研究更显示，母乳里含有许多会促进婴儿脑神经细胞及身体细胞成长和功能活化的特殊物质，不喂母乳实在是暴殄天物。更何况喂母乳可以增进母子间的亲密关系，能让宝宝情绪稳定，对其心理的健康有莫大的帮助。喂母乳也有助母亲产后生理功能的恢复并避免产后抑郁症的发生。

哺乳妈妈需要额外的热量制造母乳，可消耗大量热量，有助母亲减去身体多余的脂肪——100毫升的母乳相当于293千焦的热量。

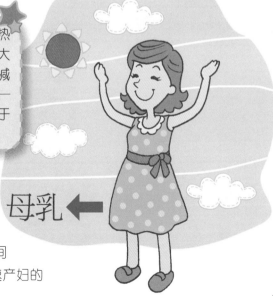

母乳 ←

喂哺母乳对母婴的健康、亲子关系等都有好处。母乳喂养不但能够增强母婴之间的感情联系，亦可加速产妇的产后复原，并减低患乳腺炎及乳癌的机会。每天婴儿进食最少1674千焦，可加速修身效果，加快回复产前美好的身段，母乳喂养成了最佳的天然减肥方法，亦不用额外花钱外出纤体减肥。而且哺乳可刺激激素分泌的改变，有助避孕及子宫尽快复原。

哺乳期间妈妈饮食须知和食谱建议

哺乳期间妈妈饮食注意

1. 均衡饮食：含有丰富的蛋白质、碳水化合物和膳食纤维。
2. 喝大量的水：每天最少2升。
3. 有些妇女喜欢吃分量较少的正餐和零食，但要注意热量的供应，并且不可过量。
4. 记住要吃得好，并有充足的休息。

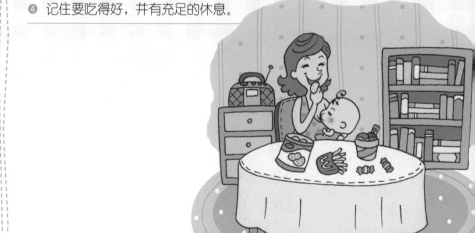

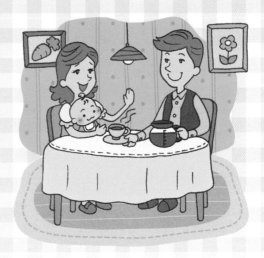

哺乳期间妈妈饮食的必需营养

 糖类 是热量的主要来源，可由全麦、谷类、蔬果中获得。

脂肪 宜尽量摄取不饱和脂肪酸，如葵花、蔬菜油等。

蛋白质 由鱼、肉、蛋、奶、豆等食物中获得。

维生素 可分为脂溶性维生素（维生素A、维生素D、维生素E、维生素K）和水溶性维生素（维生素C和B族维生素）。

 水分 哺乳时所需的水分量较大，所以水的补充量要足够，也可从汤汁或牛奶中获得。

哺乳期间妈妈应避免食用的食品

① 咖啡与浓茶。

② 含脂肪多的食物，如腌肉、咸蛋、火腿等。

③ 过咸或熏肉、咸鱼、火腿等。

④ 只提供热量而无营养价值的食物，如糖果、巧克力、甜点、汽水等。

⑤ 刺激性的调味品，如辣椒、胡椒、咖喱等。

⑥ 烟和酒。

哺乳期间妈妈的食谱建议

	食物的种类	每天进食分量
牛奶类	牛奶 乳类制品,如芝士、奶酪	4～6杯 有时可用来代替牛奶
蔬菜水果类	富含维生素A:深绿色及深黄色蔬果如杏仁、红萝卜、南瓜、甘薯、甜瓜	1份以上
	富含维生素C:柑橘、西红柿、葡萄、椰菜、柠檬、木瓜、草莓、番石榴、甜瓜	2份
	其他:如马铃薯	2份以上
肉类	猪肉、鸡肉或鱼 干豆、花生酱、豌豆 鸡蛋	1～2份 (通常用来代替肉类) 1个以上
面包及谷类	全麦面包或加添维生素的面包、玉米或玉米粉面包、粗燕麦、糙米、通粉、米粉	3～4份
其他	糖、植物油或牛油,可增加热量并增进其他食物的营养价值, 维生素D、鱼肝油或其他	

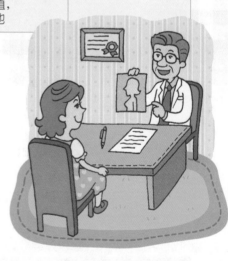

母乳喂养指南

　　政府应推广母乳喂哺,鼓励喂哺母乳并维持较长的授乳时间,从而令儿童更健康地成长。世界卫生组织和联合国儿童基金会联合发表了《促进母乳喂养成功十项措施》,旨在促进各国培训母婴健康院的护士和医生,让他们有适当的知识和技巧辅导母亲以母乳喂哺。

喂哺母乳很方便，既经济又卫生、不用清洗及消毒奶瓶；与婴儿外出时，不用带一大袋物品；更不用担心婴儿配方奶粉的营养和质量。婴儿是直接由母亲乳房吮吸乳汁，而乳汁不会跟空气接触，几乎可以说是无菌的，卫生又安全。更不会过热烫到婴儿或冲调时加错分量。女性的乳房是天生来哺育下一代的，在公众场合哺乳，也是自然的事情。为方便哺乳，政府应探索增设授乳空间的需要及可行性，如商场、百货公司、酒店及其他公共场所可设有育婴及喂哺母乳之用的设施方便新妈妈。

有些初为人母的女士，乳汁量不够或是技术未熟练，令婴儿吮食不足，一般会加奶粉来补充。要上班的妈妈也可以为婴儿提供母乳，有不少配备辅助哺乳的工具，妈妈可先将乳汁挤出，存放在已消毒的奶瓶内，然后储藏于冰箱内备用。世界卫生组织建议：

- 应在婴儿出生后1小时内开始哺喂母乳。
- 应完全哺喂母乳4～6个月，不需使用婴儿配方奶粉。
- 在逐渐增加固体食物及杯子喂食后，应持续喂哺母乳，直至2岁或以上。

何谓"按需哺乳"

按需哺乳的概念是指母乳喂养过程中，不要严格地限制喂奶的间隔时间，尤其对新生儿，但也适用在整个婴儿喂养时期。及时和恰当地满足婴儿的需要是保证婴儿健康的必需条件，也是建立母婴之间信任的最原始的方式。

按需哺乳的好处包括：
- 少吃多餐，有利消化吸收：出生头两周1～2小时喂奶一次很正常，每天喂奶至少8～12次。到了第二或第三个月会逐渐延长至2～3小时喂奶一次，吃进的奶可以在胃中存留的时间延长了。
- 摄入适量，预防肥胖症和慢性病：儿童肥胖症与婴儿哺乳期体重有很大关系。母乳喂养的婴儿对乳头吮吸强度和次数因饥饿程度而不同，乳汁的分泌按需产生，其结果是按需喂养的食母乳婴儿能够按照自己的需要，自动地控制食物的摄入量。

- 频繁吸吮，促进母乳分泌：吸吮刺激母亲乳晕的神经末梢，所产生的刺激传导到中枢神经系统，促进泌乳和排乳的内分泌，有利于母乳的喂哺。

- 及时排空，防止奶结形成：婴儿想吃就立即喂奶，有利于缓解胀奶，防止胀奶严重形成奶结，甚至乳腺炎。

如何按需，不能跟别人的习惯，不要听人家说婴儿多久吃奶一次、每次吃多少分钟，或者照一些书上的指示来喂哺婴儿。一定要观察自己的婴儿，了解其需要，根据自己的情况来按需哺乳。

"饿了就会吃"是正常的生理反应，若是婴儿觉得饥饿，自然会积极地吸吮；假如婴儿表现得爱吃不吃，或是吸着就睡着了，则可能表示不饿，此时便可以停止喂奶。

喂食母乳准则

喂食母乳次数、每次需喂多久、喂哺量的掌握、吃一侧还是两侧？

每个婴儿和每个妈妈都是非常不同的。乳房大的妈妈，储存量大，所以喂奶会隔长些，而乳房较小的妈妈，喂奶就需要频繁些；无论乳房大小，妈妈都能生产足够的乳汁来供给婴儿的。

每对母亲和婴儿之间的喂奶次数和习惯都会不同，只要婴儿饿了就需要喂奶。一般可参考下表：

月　龄	喂奶次数
1～2个月	应约每3小时喂奶1次，所以1天应喂奶6～8次
2～4个月	一天喂奶5～6次
5个月以上	一天喂奶3～4次

假如是出生时体重过轻或是早产的婴儿，便应该增加喂奶的次数，通常2～3小时即应喂奶一次。当婴儿吃着就睡着时，应该要停止喂奶，假如让婴儿养成边睡边吃的习惯，日后容易造成奶瓶性蛀牙，应该避免。

建议母亲两边乳房交替喂，避免因长期吸吮单侧而造成乳房过度饱胀。偶尔婴儿会只含住乳头，用力的吸吮却只有少许乳汁，此时只要将婴儿位置调整到使之尽可能含住乳晕即可解决。

何时停止喂食夜奶

婴儿吃夜奶有各种原因，大家对于婴儿的夜奶问题有不同的观点。夜奶不但是婴儿生长发育的需要，更有助妈妈建立充足产奶量，确保婴儿吃到足够母乳，不少妈妈要花时间来喂夜奶，是很正常的。满岁前的婴儿还不习惯新的环境，对昼夜的认知也不清楚，所以在这段时间，婴儿的作息较为凌乱。

当婴儿逐渐成长之后，开始感受到日与夜的不同，生理作息自然地随着调整，晚上吵得不能睡的情况逐渐改善。

要调整婴儿夜间喝奶的习惯，白天应给婴儿接触自然光，而晚上就寝则应关灯，让婴儿感受日与夜的不同，加快生理调整的速度，同时也必须给婴儿安全感。另外，可以延缓晚上最后一次喂食的时间，或推迟翌日第一餐的喂奶时间，令喂食的间隔只稍拉长一些。开始时婴儿可能有些不适应，会在凌晨时刻吵着喝奶，这时可用开水替代，让婴儿知道这个时间没有奶喝了。

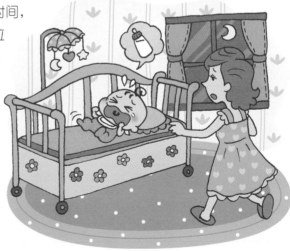

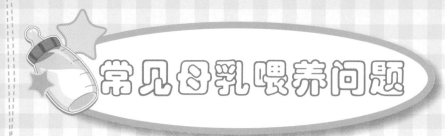

常见母乳喂养问题

黄疸、腹泻

在出生2~3天之内，婴儿血液中的胆红素（Bilirubin）水平容易升高。当婴儿的肝脏未能有效排出血液中的胆红素，皮肤和眼白会出现泛黄的情况，形成黄疸。在母乳喂哺期间出现黄疸的成因有两种可能：早发性黄疸及晚发性黄疸。

早发性黄疸主要是因为婴儿摄入的乳汁不足，以致肠蠕动减慢，未能排走积聚的胆红素。

只要妈妈确保婴儿摄取足够的母乳，黄疸的情况在出生后1~2星期会逐渐消退。晚发性黄疸是指婴儿的皮肤在出生后约14天呈泛黄色，原因尚待确定，但可能是基于母乳中的一些成分，阻碍胆红素的分解。这

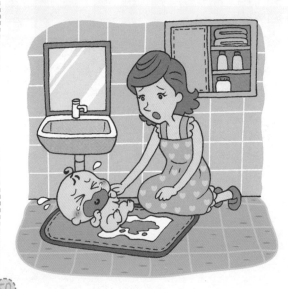

种黄疸情况持续1~3个月才逐渐消退，只要婴儿母乳喂养充足，同时适当的监测胆红素水平，婴儿健康不会受到影响。母乳性黄疸极少引起严重的病情，所以不用担心黄疸而停止喂哺母乳。

腹泻发生在母乳喂养婴儿的情况并不常见，但在特殊情况

下，喂哺母乳也可能会导致腹泻。这种腹泻一般每天大便 3 ～ 7 次，呈泡沫稀水状，有些酸臭的气味，且带微绿。腹泻时没有发热，婴儿没有明显的哭闹。母乳喂养的婴儿，其母亲吃或喝的食物可以影响婴儿的便便，婴儿可能对某种食物作出反应，所以妈妈宜特别留意进食的食物。一般比较轻的腹泻无须治疗，可以继续喂哺母乳。如果腹泻时间长则有可能导致生长停滞、营养不良等严重后果，需要及时征询医生的意见。

早产儿、吮吸能力差、溢奶、厌奶

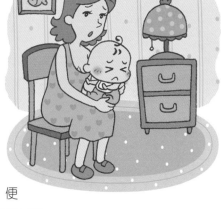

新生婴儿胃部的括约肌较松，在喝奶后会将奶反溢出来，月龄小的婴儿尤其明显，通常随着成长便逐渐改善，这是生理性吐奶，无须担心，最重要的是婴儿的体重能够持续增长。但要小心处理大量的吐奶，立刻将婴儿直立仰起，以免奶流入气管中产生危险。

如果溢奶的情况严重，以至吐奶时，特别是喷射状的吐奶，便要早些求助医生。病理性吐奶的因素包括：

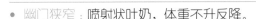

- 幽门狭窄：喷射状吐奶，体重不升反降。
- 肠胃道问题：婴儿会哭闹、腹胀，且吐出的奶中会含有胆汁。
- 感染：除吐奶外，可能还伴有发热、咳嗽、腹泻、流鼻涕等症状。
- 脑膜炎：神志不正常，眼神呆滞，如有怀疑，应立即求助医生。

四、五个月大的婴儿进入厌奶期，喝奶量会自然地减少。不要强迫喂食，可以考虑多些辅食的变化，吸引婴儿的兴趣。

乳头错觉、母乳不足、乳腺发炎

乳头错觉

婴儿吸过奶瓶的橡皮奶嘴后，就会误以为母亲的乳头是橡皮奶嘴，当再吸吮母亲的乳头时就要费较大的力气。不吸吮妈妈的乳头，会减少对乳头周围神经的刺激，影响妈妈乳汁分泌和喷乳的脑神经反射，使

在婴儿0～4个月时，在母乳充足时用奶瓶喂养，会造成婴儿"乳头错觉"。因为吸吮乳头和吸吮奶嘴需要的是两种截然不同的技巧。奶嘴橡皮嘴软、长、孔大，婴儿吸吮乳汁时比较省力。

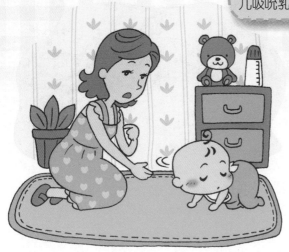

新妈妈乳汁分泌量减少，造成母乳不足。当婴儿不愿再吸吮母乳时，要先暂时停止用奶瓶喂养。刚开始时，婴儿可能吃上一两口母乳后就会拒绝并且哭闹，等待妈妈用奶瓶喂养。即使婴儿只吸吮了一点点乳汁，但妈妈无须担心，可多尝试喂哺几次。只要妈妈这样坚持，婴儿很快便会适应吸吮乳头吃母乳。

母乳不足

大多数妈妈都会担心自己的奶水是否充足，但真正母乳不足的情况是很少见的。要母乳喂养成功，关键的第一步是及早让婴儿得到母乳。最理想的情况是在产后，待婴儿接受过基本处理后，开始喂哺母乳，刺激泌乳反射，建立良好的母乳喂养。有些妈妈开始哺乳时奶水还比较多，慢慢地越来越少，纯母乳喂养变成混合喂养颇为常见，所以采取适当的方法保持母乳的分泌是很重要的：

1. 妈妈要有信心并保证均衡的饮食，适当地多吃些增加乳汁分泌的食物，如猪蹄炖通草、鲫鱼汤等。

2. 妈妈的精神状态不佳和过度疲劳是母乳不足的主要原因，所以妈妈心情要愉快，并注意休息。

3. 喂哺时要注意正确的姿势，好好地护理乳头，乳头不适或疼痛会令妈妈对喂哺母乳产生恐惧感，乳汁便迅速减少。

4. 如果妈妈喂奶时乳汁流出欠顺畅，可以在喂奶前热敷乳房 2～3 分钟，然后按摩乳房，这样可以刺激泌乳反射和射乳反射，使乳汁流出畅通。

5. 喂哺时要两侧乳房轮流喂，如果乳汁比较多，婴儿吃不完，可以将剩余的乳汁挤出，这样会使泌乳越来越好。

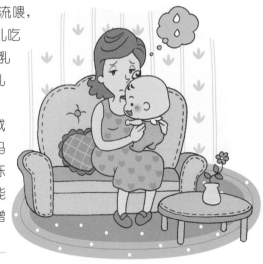

6. 如果母婴短期分离时或当乳房感觉肿胀时，妈妈可以把奶挤出，冷冻保存起来。因为挤奶能缓解乳房肿胀，还能增加泌乳量。

乳腺发炎

乳腺发炎的成因是部分乳汁没有吸出来，造成乳房组织发炎。发炎会令乳房形成局部疼痛的硬块、皮肤发红，而妈妈会有发热及疲乏的症状。要有效预防乳腺炎，最重要的是增加喂哺次数，帮助乳汁的流通，以及保证妈妈充足的休息。而引起乳腺炎的原因有：

① 婴儿吸吮乳汁的姿势不正确，只吸出乳房内部分的乳汁。

② 妈妈的衣服或胸围太紧，或是妈妈躺卧时压着乳房。

③ 妈妈在喂哺母乳时用手指压着部分乳房，阻碍乳汁流出。

④ 妈妈的生活忙碌或压力大，因而减少喂哺母乳的次数及时间。

⑤ 乳头有破皮且护理不当，使乳头组织受到细菌感染。

⑥ 若有乳腺炎的症状，请尽快诊治。

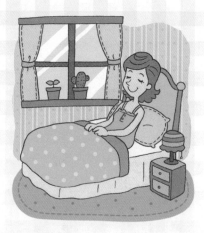

上班族妈妈、素食妈妈

上班族母亲

职业妇女在返回工作岗位之前，应先调整喂哺母乳的时间，学会挤奶、储存及解冻奶水的方法。妈妈可选择在上班前及下班后直接喂哺母乳给婴儿，即使只是部分时间直接喂哺，也助于母婴健康。所以要让婴儿学懂两种母乳喂哺模式，在婴儿出生后，尽量直接喂哺母乳，直至妈妈上班前的1～2周，才增加使用奶瓶喂养的次数，这样可减少婴儿对乳头的错觉。

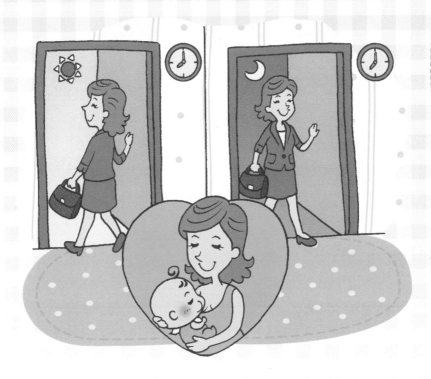

　　婴儿在适应了妈妈的乳头之后，就会不喜欢用奶瓶喂食。妈妈得让婴儿慢慢适应奶瓶的感觉，对婴儿进行循序渐进的引导。为了有效提高婴儿对奶瓶的适应，妈妈可以：

1. 在婴儿还没饿之前先用奶瓶喂食。
2. 用奶瓶喂食时，拿妈妈的衣服包着婴儿。
3. 不要将瓶嘴放入婴儿的口中，而是先把瓶嘴放在旁边，让婴儿自己找寻瓶嘴，主动含入嘴里。
4. 把瓶嘴用温水冲一下，让它和人体温度相近。
5. 让婴儿试用不同形状、大小、材质的奶嘴，并调整奶嘴洞口的大小。
6. 试用不同的姿势给婴儿喂食。有些婴儿用奶瓶吃奶时，喜欢喂他的人把脚抬高；有些则不喜欢看着保姆的脸，喜欢背向着保姆的胸前时，较愿意吸奶瓶中的奶。

当妈妈上班而不在婴儿身边时，婴儿可饮用妈妈预先挤出的乳汁。妈妈可以用手或吸奶器挤出乳汁，然后用塑料瓶冷冻储存母乳。吸奶器有以手操作或电动两种，塑料瓶要写上日期和时间以供参考，建议不要在冰箱储存超过两天。如果上班的地方不许挤奶，妈妈可照样在上班前及下班后喂哺母乳，其余时间让照顾者喂婴儿配方奶粉。

职业妇女要持续以母乳喂哺的模式，必须得到家人的支持，与照顾婴儿者耐心配合，才能顺利达到目的。

素食妈妈

在饮食均衡的大前提下，素食的妈妈是无须额外的营养补充剂。但完全不食用肉、蛋和奶类的素食妈妈，要注意是否摄取足够的维生素 B_{12}。因为维生素 B_{12} 的主要来源是动物性蛋白，而维生素 B_{12} 对婴儿的神经系统健康发展非常重要。

素食的妈妈可从发酵的大豆或酵母类食物摄取维生素 B_{12}，妈妈若担心缺乏足够的维生素 B_{12}，可向医生或注册营养师查询，切勿胡乱食用营养补充剂。

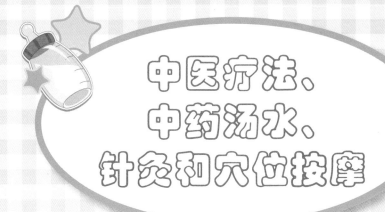

中医疗法、中药汤水、针灸和穴位按摩

产后缺乳的中医疗法

　　中国医学很重视产后的保健，妈妈的身体状况及饮食会直接影响乳汁，以致婴儿的健康。产后病有三大特点：

❶ 由于分娩用力、出汗及失血，使妈妈血虚津伤；

❷ 产伤、恶露不清或情绪抑郁不舒以致瘀血内阻；

❸ 基于上述多虚多瘀的特点，妈妈抵抗力减弱，稍有不慎就容易受外感或饮食所伤，所谓"产后百节空虚"或"产后一块冰"，所以产妇要非常注意保暖。

　　中医除了寒热、阴阳，还有虚证和实证。产后缺乳就是要按照虚实来治疗，不是千篇一律用同一张方。如乳房柔软，不胀不痛，食欲不佳，疲倦，舌淡脉细弱，多属气血不足的虚证，可用"通乳丹"《傅青主女科》加减治疗，方中有党参、当归、麦冬、通草及桔梗，用猪蹄或肉汤煎药，可以补益气血，疏通经络，乳汁自生。

　　如乳房胀痛，胸胁郁闷，烦躁或悲哀欲哭，多属肝郁气滞，是实证，可用"下乳涌泉散"《清太医院配方》加减治疗，方中有"四物汤"汤底的当归、白芍、川芎及地黄养血活血，柴胡、青皮、漏芦、白芷及王不留行子疏肝行气。古人就有句话"穿山甲与王不留，妇人吃了乳长流"。穿山甲现在是保护动物，当然不能吃；而王不留行子则是行气通乳的常用中药。这种证型的妈妈还需小心与急性乳腺炎分辨。

喂母乳能吃中药吗

中药有很多种，有补益气血的，有滋阴养阳的，有破瘀消癥的，有清热泻下的，等等。用于安胎及通乳的中药一般比较平和，能进入乳汁的药物只有1%～2%，而且通乳一般1～2个疗程（每个疗程3～7天）就可以，不必多服。

另外，建议妈妈在服用中药前马上先喂哺一次母乳，然后尽量延长下次喂母乳时间。乳房有一定的乳汁储备，但更多的是婴儿吮吸时喷奶反射所分泌的乳汁。使用上述方法服用中药一般都安全，但注意每个人的体质有所不同，不能说陈家喝了好的方就可以给李家服，有蚕豆症的婴儿也要小心。总之服用中药前应该先向注册中医师咨询。

中药汤水

 对于气虚血弱的妈妈，可以用鸡血藤25～50克，桑寄生15～25克，红枣4～5颗煎水代茶饮。

 可用陈皮15～20克煲水，以毛巾浸之，热敷双乳房。

穴位治疗

针灸对增加乳汁疗效良好，穴位有膻中、乳根、少泽、天宗、合谷。体虚加足三里、中脘；气滞加太冲、肩井。膻中是气会，能宽胸理气；乳根是足阳明胃经穴，两穴都经乳部，可调畅乳部气血，少泽为通乳的特效穴，配合天宗，合谷通经而催乳。足阳明胃经的足三里是人体保健的重要穴位，而且阳明经是多气多血的经络；配合中脘具有理脾胃、调气血、补虚弱的功效。太冲是足厥阴肝经之穴，肩井是足少阳胆经的穴，两穴相配能疏肝理气、宽胸开郁，情志不畅宜用。

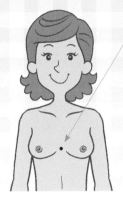

膻中

在体前正中线，两乳头连线的中点。

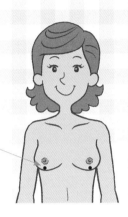

乳根

在胸部乳头直下，乳房根部，第5肋间隙，距前正中线4寸。

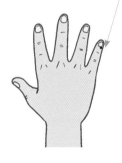

少泽

在小指末节尺侧，距指甲角0.1寸。

天宗

在肩胛骨的正中，冈下窝中央凹陷处，与第四胸椎相平。

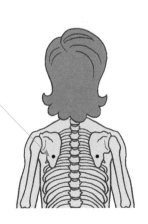

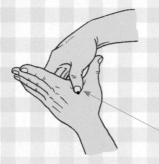

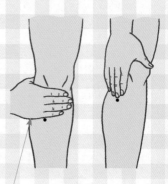

合谷

（孕妇慎用，有催产作用）

可将一手的拇指横纹放在另一手的虎口沿上，屈拇指时指尖处即是。

足三里

在小腿前外侧，当外膝眼下3寸，距胫骨前缘一横指（中指）。

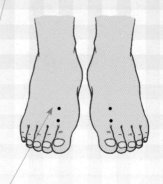

中脘

前正中线之脐上4寸。

太冲

第一、二跖骨结合部之前凹陷处。

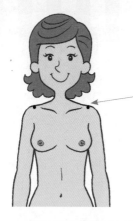

肩井

当大椎与肩峰端连线的中点。

　　如果妈妈害怕针灸，可以先在上述穴位自我按摩，或找家人帮忙，但按摩的效力比较和缓，针灸则一般较快速。

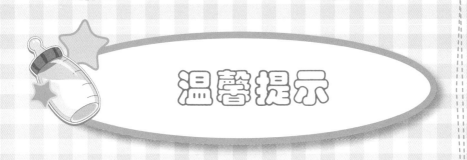

温馨提示

增加乳汁的贴士及母亲卫生指南

　　妈妈的乳汁量是跟乳汁的生产和排出有关，要确保妈妈有充足的乳汁，吸吮的次数越频繁，乳房排空得越好，乳汁就会越多。妈妈可参考以下的方法来增加乳汁：

❶ 保持身心愉快

　　妈妈的精神状态可影响体内激素的分泌，从而影响乳汁的产生。喂哺母乳期间，妈妈应怀着愉悦的心情，在一个舒适的环境里哺乳，不要为生活过度紧张或忧虑。

❷ 避免"乳头错觉"

　　婴儿吸吮奶瓶的橡皮嘴后，再吸吮母亲的乳头时较费力，便不愿吸吮乳汁，这样会使新妈妈乳汁分泌量减少。

❸ 均衡饮食

　　妈妈产后每天额外摄取约 1 256 千焦热量，以提供必需的营养来补充身体所需和促进乳汁分泌。妈妈要以多种类的五谷食品为主食，加上各式各样颜色的蔬果，配以豆类制品和少量的肉类，以及充足的水分来制造营养丰富的母乳。若有需要的话，妈妈可适当地尝试具催乳功效的食物，如鸡汤、鱼汤、花生猪脚汤。

　　妈妈要养成良好的卫生习惯，特别在哺乳前和换尿布后应洗净双手。妈妈无须每次哺乳后都清洗乳头，因为经常清洁，特别是使用肥皂，会

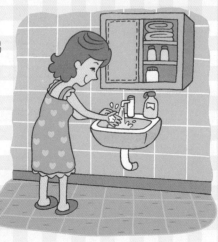

洗去乳头和乳晕的油脂，使皮肤容易变得干燥并且易开裂。哺乳后，妈妈可用乳汁轻擦乳头，只要每次洗澡时，用清水冲洗乳房。

一般妈妈都有轻微漏奶的情况，所以应每天更换干净的文胸。若使用乳房垫，更要经常更换，因为潮湿的垫容易滋生细菌。

如何减少乳头痛及争取休息时间

婴儿不正确的吸吮的姿势是乳头痛的常见原因，以下方法可减少乳头痛：

先在没有不舒服的乳房哺乳，并尝试不同的姿势，直至寻找到最舒适的吸吮姿势。

在疼痛的乳头上涂上母乳，待乳头自然风干。

每次哺乳完结时，待婴儿释放乳头。

如果妈妈要婴儿暂时停止吸吮母乳，应轻柔地把手伸进婴儿的嘴里，将婴儿的嘴与乳头分开。

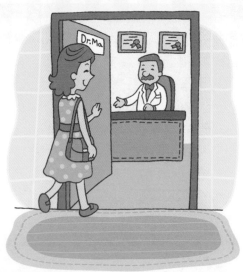

如果乳头痛持续一周以上，或情况反复，乳头可能受到真菌感染，妈妈宜约见家庭医生，找出治疗疼痛的方法。

作为新任的父母，为新生活忙碌，加上婴儿的夜间喂养，父母们要获得足够的休息并不是一件容易的事。所以爸爸妈妈要在生活上调整，以争取休息时间。首先，家中的事务一律要简化，适当地找家人协助，必要时聘请保姆或家务助理，以协助起居饮食上的事项，从而避免为生活而过于劳累。新生儿的降生，身边的亲朋好友也必雀跃万分，迫不及待的相约恭贺，但此时父母们应暂时减少出席任何活动。另外，婴儿在白天睡觉时，妈妈亦可争取小睡一会，使夜间喂哺更容易。

父亲的角色

爸爸在妈妈持续成功哺乳的过程中担任一个非常重要的角色。妈妈怀孕时，爸爸可积极了解婴儿最需要哪些合适的营养，哪一种喂食方式对婴儿及妈妈是最理想和最健康。当了解到母乳是最好的选择时，爸爸需要不断鼓励妈妈坚持母乳喂哺。在产后的数星期，由于妈妈较为疲累和激素变化的影响，可能会动摇持续哺乳的信心，这时爸爸要多体谅和支持。

同时，爸爸亦可帮忙做家中的杂务、协调家人之间对母乳喂哺或照顾婴儿的不同意见和做法，以减轻妈妈精神和体力上的负担。妈妈在喂哺母乳以外，应多作休息，爸爸可在这个时候呵护婴儿，把握与宝宝肌肤接触的机会，给孩子提供温暖和安全感。随着婴儿的出生，爸爸妈妈的二人世界生活已经不再像以前一样，培育子女是父母两人的责任，这段调整的过程，非常需要彼此体谅和支持。

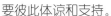

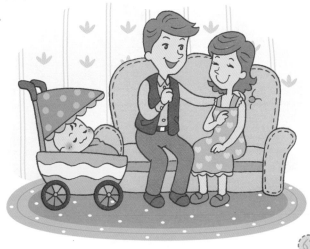

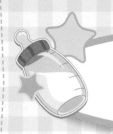

禁忌提示

　　除非有不得已的理由不能喂母乳之外，每位妈妈最好都能哺乳半年至一年。一些妈妈放弃喂哺母乳，主要原因包括乳汁不足、工作、疲劳、患病及乳房的问题。另外，初生婴儿吃奶时用舌头摩擦乳头，容易令妈妈的柔软乳头受损，有时婴儿没有吸吮乳晕，令乳汁排不清，会导致乳腺发炎。

　　奶结（胀痛）亦是常见的乳房问题，在产后一星期后出现，严重时痛楚难耐，可以用暖水袋、热垫或热毛巾敷胸部，有助乳腺畅通、软化，让乳汁流出缓解乳房胀痛感。

为了婴儿的健康着想，不论是否有抽烟习惯的妈妈或家人，均不应在婴儿身边抽烟。

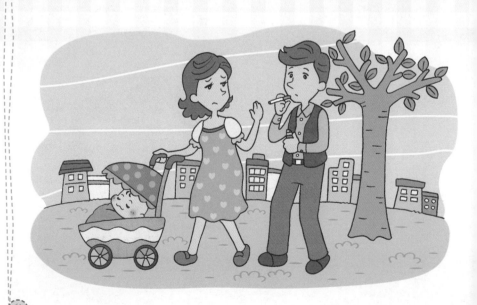

再者，香烟里的尼古丁会透过呼吸系统进入妈妈的血液，使婴儿从母乳中摄取少量的尼古丁。尼古丁对人体的祸害众所周知，对初生婴儿的发育危害更甚。

我们必须在观念和生活上做调整，并在制度和相关设施上大力配合，才能提高母乳哺育率。毕竟无论科技再进步，制造出再母乳化的婴儿配方奶粉，质量永远也不及母乳，这是大家完全承认的事实，更何况前述喂母乳的好处都是婴儿喂配方奶粉所不能及的，因此除非有不得已的理由，妈妈们千万别放弃哺喂母乳的天职。

宝宝疾病

婴儿有遗传性的半乳糖血症（galactosemia），母亲是不能喂哺母乳或乳制的奶粉，需要特别配方的奶，因为婴儿不能消化当中的糖。婴儿有黄疸并不是喂母乳的禁忌，通常只要停喂两、三天，待黄疸略退之后，便可以重新开始喂奶，除非婴儿有病理性黄疸，否则可放心哺喂母乳。如婴儿因其他疾病留院，只要不需要禁食，妈妈仍可喂哺母乳。

母亲患病时

妈妈患感冒时，仍可继续哺乳。皆因母乳带有免疫抗体，可预防婴儿受到感染，若婴儿从空气或其他途径感染感冒，母乳更能使症状减轻。但如妈妈患水痘、疱疹、肝炎、艾滋病、严重乳腺发炎、结核病、癌症、严重心脏、肾脏或肝脏疾病时，便要停止喂母乳，因为这些疾病有机会透过母乳传染给婴儿。

母亲需服药时

　　妈妈食用的所有东西，大多数会出现在母乳中，包括各类型的药物。虽然大部分药物经代谢作用后留在母乳的分量很少，对婴儿没有大影响。但在喂哺母乳期间服用任何药物时，妈妈宜咨询医生的意见。若医生同意可在喂哺母乳的情况下服药，而妈妈仍旧担心，可调整服药的时间，例如，在喂奶后或婴儿睡觉较长的时段服药，这都可降低药物对婴儿的影响。而服食某些药物，如避孕药、碘、抗癌、抗抑郁药物或其他会经由乳汁分泌的药物等，都不宜哺乳。

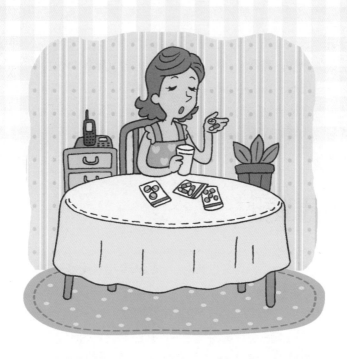

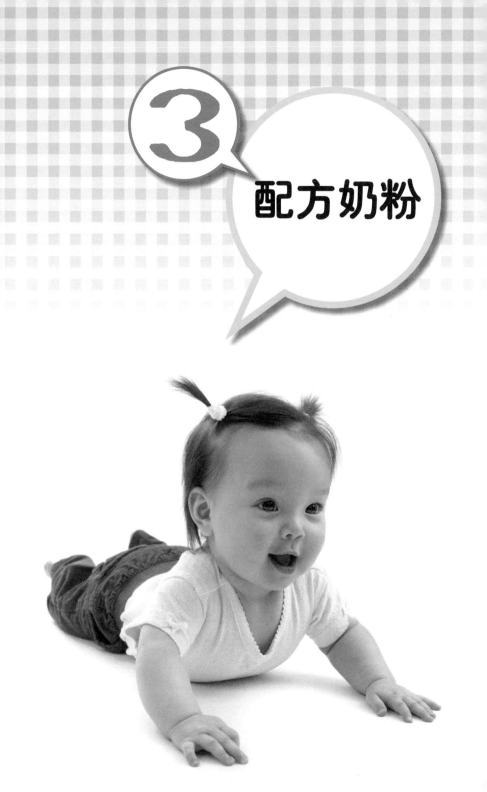

3

配方奶粉

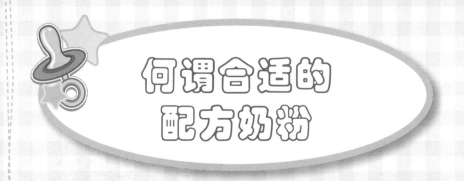

何谓合适的配方奶粉

近年来，各国及地方卫生部门对于喂哺母乳大力宣传，令许多妈妈清晰地认识到母乳是婴儿最理想的食物，它不仅能够给婴儿提供充足的能量和身体生长发育所必需的营养物质，而且含有大量的免疫活性物质，能增强婴儿抵御疾病的能力和提高婴儿的体质。但由于各种原因不能进行母乳喂养或母乳不足时，妈妈们就需要考虑选择婴儿配方奶粉来替代或补充母乳了。

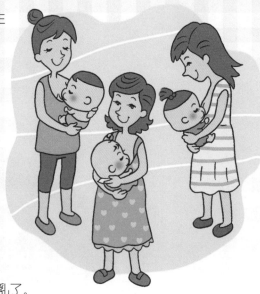

由于婴儿在这段时间所需要的营养素完全依赖单一食物来提供，所以必须严格规范婴儿配方奶粉的成分标准。

现在市面上的配方奶粉与母乳的营养成分相近，是代替母乳的最佳婴儿食品。不过母乳中特殊的免疫、防过敏作用，却是婴儿配方奶粉所无法取代的。合适的婴儿配方奶粉包括下列要点：

- 奶粉的冲调性：质量好的奶粉，冲调性好，冲后无结块，液体呈乳白色，奶香味浓。很多品牌的奶粉都有试用装，妈妈们可以先尝试，了解奶粉的冲调性。

- 配方成分：成分与母乳接近，有助婴幼儿生长发育所需的营养，为婴儿带来健康和益处。
- 蛋白质：乳清蛋白比例增加，更接近母乳，有助于婴儿睡眠和促进大脑发育，提高了蛋白质生物利用度，使婴儿更容易消化吸收。
- 脂肪：婴儿配方奶粉中降低了脂肪的含量，部分或全部用不饱和脂肪酸代替了饱和脂肪酸，有利于婴儿的心血管发育。在奶粉中加入了 DHA 和 AA 两种属多元不饱和脂肪酸，是否能提升婴儿智力发育指数和视力敏锐度，则未有科学定论。
- 维生素及矿物质：添加维生素 A、维生素 D，以及铁、锌等元素要适当。

如何选购配方奶粉

　　婴幼儿配方奶粉是牛乳或羊乳的加工制品，使之更接近母乳。而奶粉广告铺天盖地，不少更涉及夸大误导，标榜含有益生菌、DHA、AA、可溶性膳食纤维等成分，声称能为宝宝补充营养，增强免疫力，甚至帮助智力发展，根本没有足够科学证据支持。由于婴幼儿的消化功能比较脆弱，所以选择婴儿配方奶粉时应相当慎重，不要受广告影响。

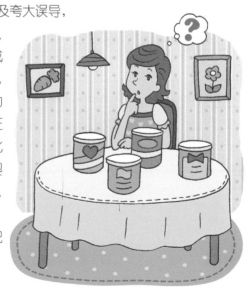

　　以下列出在选购婴儿配方奶粉时要注意的几点：

- 奶源：奶源决定了奶粉的质量，除了要看清楚包装上的产品说明及卷标是否齐全，是否符合政府对奶粉的规定标准之外，亦要考虑奶源。最好是多做调查，多作思考，奶源地是否具备出产优质奶粉的条件？质量是否可以信赖？
- 生产商：选择具备完善生产技术的正规知名企业的产品，取其质量安全可靠、配方科学。
- 挑选婴幼儿配方奶粉应该按其实际年龄，因为婴幼儿在生长发育的不同阶段，营养成分的配比都不尽相同，千万不能出错。
- 营养素适度、均衡、全面，能满足每个年龄段宝宝的生长发育需求。
- 母乳中的蛋白质有27%是 α 乳清蛋白，而牛奶中的仅占4%，宜挑选 α 乳清蛋白含量较接近母乳的婴儿配方奶粉。
- 口味较好，宝宝喜欢吃，吃后无便秘、腹泻现象。
- 选购时不要为了某1~2种强化了的营养成分而精挑细选，因为除了喝奶以外，6个月以上的婴儿要吃辅食，许多营养成分在辅食中一样可以得到补充。
- 配方奶粉并非1岁以上婴儿的主要食粮，饮用过多会导致热量摄取过量而导致肥胖，亦会令婴儿减吃其他食物，阻碍均衡营养的吸收。

羊奶粉和牛奶粉比较

妈妈如果不能够自己哺育母乳的话，便要面对如何选择奶粉，可以考虑牛奶粉或羊奶粉。羊奶是接近母乳的乳品，营养全面，而且容易吸收。它的脂肪球大小与母乳相同，蛋白质结构与母乳的基本相同，含有大量的乳清蛋白，且不含牛奶中某些可导致过敏的异性蛋白，有些婴儿可以接受羊奶，特别是肠胃较弱、体质较差的。

牛奶和羊奶营养成分对比：

蛋白质组成 羊奶蛋白质较牛奶稍高。

脂肪 羊奶的脂肪球细胞较小，较接近人体脂肪球细胞大小，是牛奶的 1/3。不饱和脂肪酸较牛奶高一倍，较牛奶更易消化吸收。

乳糖 牛奶和羊奶都有。

维生素 羊奶缺乏叶酸，含量为牛奶的 1/5；维生素 C 的含量则相当，但仍大大低于母乳。

矿物质 羊奶中矿物质较多，总含量为 0.85%，钙、磷含量较牛奶多 20%。

酸碱度 羊奶偏碱性，牛奶偏酸性。

特别配方奶粉

较大婴儿奶粉

较大婴儿奶粉的脂肪、糖类、钠、钙和铁等成分也作了调整，除了铁质的添加被认为对某些未能获得足够辅食的婴儿有益处，其余的变更是否有益，目前仍未能肯定。

当婴儿长到 4 个月大后，母乳的营养将渐渐不能满足生长所需，需要考虑添加辅食，而且辅食的比重逐渐增加到婴儿所需热量的 35% ～ 50%，所以更换奶粉的需要不是很重要。

较大婴儿奶粉一般是较为可口，但最多只能提供婴儿所需热量的 50% ～ 65%，而其蛋白质含量虽比婴儿奶粉高，但仍不及牛奶。大多数的婴儿都可以从婴儿奶粉及辅食中摄取良好的营养需要，再加上价格的考虑，所以不必一定要更换较大婴儿奶粉。另外，至于断奶期，没有固定的时期，是一段长达数月的时间。

医疗用奶粉

特殊用途的医疗奶粉，从专供早产婴儿使用的早产儿奶粉，到肠黏膜严重受损时使用的所谓"元素奶粉"，或某些罕见的先天性代谢异常者所使用的治疗奶粉，种类繁多。这些奶粉只能适用于特殊情况，其作用已转为药疗的功能，而且价格昂贵，不得自行购买使用，必须有医疗专业的指示。

无乳糖奶粉（豆奶粉）

乳糖是母乳、牛奶及婴儿奶粉中主要的碳水化合物，是婴儿的营养来源。乳糖的消化吸收，需要乳糖酵素。缺乏乳糖酵素会出现腹泻、肚痛、气胀等症状，称为乳糖不耐。一些婴儿需喂食无或低乳糖奶粉，由牛奶中去除乳糖制成；亦可由以黄豆为基质的豆奶中添加其他碳水化合物来制造，又称豆蛋白奶粉，其植物蛋白质优于牛奶中的酪蛋白，成分与一般婴儿奶粉相近，容易消化吸收，也常用于对牛奶过敏的婴儿。严格地说，无或低乳糖奶粉也是医疗用奶粉，应遵从医生的指示选用。

混合喂养策略

有些妈妈认为婴儿必须只吃一种奶，不应同时喂哺母乳和奶粉，或者两种奶粉一同饮用，否则会造成消化不良，影响婴儿的健康。其实如果母乳不能满足婴儿的营养，便需要给婴儿喂食一些奶粉，4 个月大的婴儿已可以接受添加辅食，所以同时喂哺母乳和奶粉对婴儿的影响不是很大，无须坚持只是喂哺母乳。

补授法 混合喂哺是在确定母乳不足的情况下，特别是多胞胎，以其他乳类或代乳品来补充喂养婴儿，当中考虑母乳缺少的多少来决定混合喂哺的方法。在婴儿6个月以前，可先喂食母乳，然后再喂食婴儿配方奶粉，这是补授法。

代授法 6个月后的婴儿可以进行代授法，即是一次喂哺母乳，下一次喂食婴儿配方奶粉，交替喂哺婴儿。这种喂哺法容易使母乳减少，但也逐渐地代用了牛奶、代乳品、粥、烂面条等食物，亦可培养孩子的咀嚼习惯，为断奶作好准备。

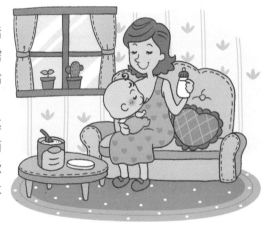

生长速度快以及活泼好动的婴儿，身体需要更多营养。如果每天给婴儿喂奶多达8～10次，或一天吃婴儿配方奶达1000毫升，但婴儿仍有饥饿感的话，便需要考虑添加辅食来增加营养，不能单靠婴儿配方奶粉。

另外，妈妈一般不要轻易给婴儿更换奶粉，但如果婴儿平时多喝的婴儿配方奶粉忽然被更换了，就会很容易引起婴儿拒绝吃奶的行为。在给婴儿替换奶粉时要采取渐进的方式，每天加1/2匙新奶粉，直至完全换了。

一般而言，在婴儿6个月大时，大家可以参考下列方案，作出混合喂哺的选择：

❶ 继续喂哺母乳，合理添加婴儿配方奶粉和辅食。

❷ 混合喂哺，白天喂奶粉，晚上喂母乳，合理添加辅食。

❸ 断奶，全部喂奶粉，合理添加辅食。

温馨提示：奶粉与智商、肥胖

身材高矮、聪明与否，多少有遗传因素。后天的营养和培育固然重要，家长会借助不同的方法，例如奶粉去尝试改善，很多时会令人失望，但总好过未试过，对大家都有一个交代。而家长将孩子与较高和较重的小朋友比较下，会觉得自己的有点瘦弱，部分是心理作用。

不少孕妇奶粉声称能提供孕妇及胎儿所需营养，现时仍未获证实；反之，孕妇奶粉因营养丰富，有机会诞下巨婴，增加难产及手术风险。

医学界暂时未能一致认同 DHA 对婴儿的脑部发展有帮助，但是它不会对身体有害的。孩子的脑部和智力的发展，受多方面因素的影响，除了食物、运动等之外，父母和小孩的关系、父母的爱护、关心和教导，以及环境和学校的刺激等，都有莫大的关系。只要头围属于正常范围，它的大小和智商没有直接关系。

儿童奶粉被揭发每日建议饮用量超标，其中有些较国际标准上限高 1 倍。配方奶粉并非 1 岁以上儿童主要食粮，饮用过多会导致热量摄取过量，导致肥胖等问题，亦会令儿童减吃其他食物，阻碍均衡营养吸收。

均衡的食物、正常的饮食习惯（少吃零食、不要用上 1 小时或以上吃一餐饭）、充足的睡眠、经常运动、保持心境开朗，都有助身体成长。留意儿童的饮食习惯，不断灌输均衡饮食的重要及蔬菜水果等对身体健康的影响。

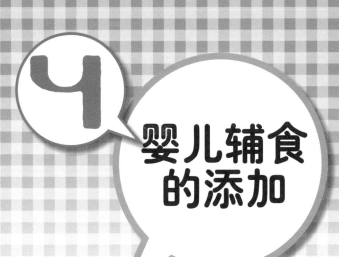

4
婴儿辅食
的添加

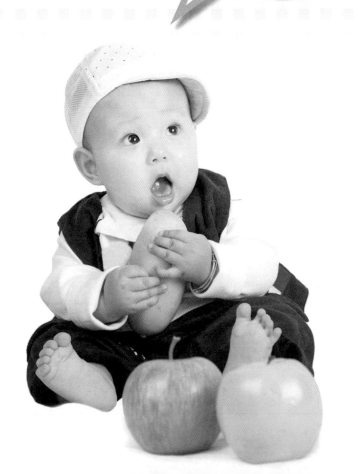

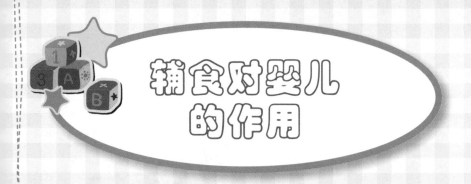

辅食对婴儿
的作用

- 营养与发育
- 母乳或婴儿配方奶粉满足不了6个月大婴儿对热量和营养的需要，必须添加补充辅食。如果补充不当，会影响婴儿的生长发育。同时，辅食又可训练婴儿吞咽固体食物和咀嚼的能力，让他们逐渐适应牛奶以外的食物及奶瓶奶嘴以外的餐具。
- 补充喂养
- 婴儿在约6个月大时可以开始吃其他食物，身体能够消化和摄取米粉、麦粉等淀粉类食物，但仍要哺乳直到婴儿2岁或以上。
- 断奶前准备
- 将主食由奶类改变成一般的固体食物，并不是不再喝奶，只是减少奶类的餐次而已。
- 启动固体食物
- 婴儿已经开始咀嚼，胃口愈来愈大，适宜引进固体食物，如谷物、捣碎的水果或蔬菜等，亦可以增加对食物的好奇和兴趣。

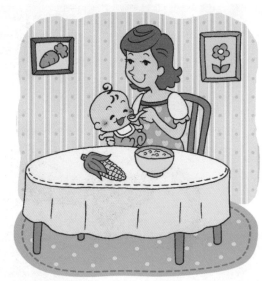

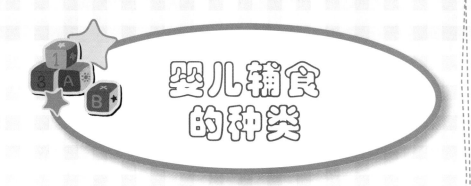

婴儿辅食的种类

婴儿的饮食必须保持均衡，避免养成偏食的习惯，建议从六大类食物中摄取：

奶类 每天2杯牛奶。

五谷类 粥、面条、面包等，皆可选为主食。

蔬菜类 多数小孩都比较不喜欢吃青菜，家长需要多花点心思，选择青菜的嫩叶部分或剁碎，方便小孩进食，甚至做成可爱造型以吸引小孩。

水果类 大部分水果皆可选择，最好依小孩的年龄，从较熟软的如木瓜、猕猴桃等开始，然后慢慢尝试较硬的水果。

蛋、豆、鱼、肉类 蛋、豆浆、新鲜无骨的鱼肉、无筋的猪肉、鸡肉及动物肝脏类等皆可选择食用，红豆、绿豆、莲子、番薯等可当点心。选择新鲜的肉类，尽量避免加工、腌制的肉类制品。

油脂类 除烹调用油外，一些坚果类，如腰果、开心果等，最好等孩子长大些才试食用，记着食用花生要特别小心，有些小孩对其过敏。

如何选择婴儿辅食

"营养好又容易消化吸收"是选择辅食最重要的原则,米糊是最好的例子,而且不易引起过敏。家长可根据婴儿的月龄选择合适的食物,但记住,辅食不宜加糖、盐,让婴儿习惯原味食品,也不可以给1岁以下的婴儿食用蜂蜜。如果没有时间亲自制作婴儿食物时,可选购市面上出售的婴儿辅食,但必须留意有效日期、成分及合适的月龄。

要婴儿吃得开心和长得健康,家长们要多些费心,以爱心、耐心、细心"三心",为他们选择最合适的每一餐。

第一次喂食辅食,可从米糊或粥水开始,婴儿适应后再添加菜茸或果茸。在7个月大之前,可尝试五谷类、蔬菜类及水果类,之后可逐渐添加蛋、豆、鱼、肉类的食物。10个月大以后,可试焖煮,煮成混合的粥品或面品。

婴儿会有情绪,食物也有好恶,所以千万不要强迫婴儿吃东西,有时要换个口味。

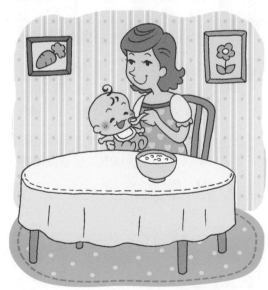

除了母乳及婴儿奶粉外，婴儿食品包括如下列表：

年龄（月）	食　物	烹调方式
3	新鲜果汁（橙、苹果、西红柿等）	压挤果汁，可与等量开水混合
4	果汁、果茸（香蕉、木瓜、西瓜、桃子、梨子、菠萝等）、菜茸（青豆、红萝卜、马铃薯、菠菜等）、麦糊、米糊	以汤匙弄碎（刮碎）水果成糊状，使婴儿容易吞食。将菜煮至柔软、弄碎
5	果汁、水果、菠菜、谷类、肝茸	煮熟、弄碎、单独喂食或与麦糊混合
6～8	果汁、水果、菠菜、谷类、粥、煮烂的面、肉、肝、蒸蛋、豆腐、鱼、瘦肉汤	七个月开始可以食用小块水果。粥和面可与碎肉、蔬菜共煮。要把鱼骨去干净
9～12	牛奶、婴儿奶粉、水果、蔬菜、蛋、豆制品、粥、麦片、细麦、鱼、肉	增加种类及量
12以上	各种食物、牛奶、水果	

喂食婴儿辅食的策略

　　在婴儿满4～6个月以后，要开始添加辅食，以固体的添加食品为主，一次加一种新食物，而且量不要多，由少量到多量，由稀到稠。

　　第一餐由4～5茶匙母乳或配方奶粉混合1茶匙米粉，每天喂2次，用小汤匙一口一口地喂食，刺激其做出张口的动作和学习咀嚼吞咽的能力。汤匙的选择，除了要合乎婴儿的小嘴型外，还要注意其边缘要光滑，不得粗糙。

　　有时候婴儿会把食物吐出来，这不代表他们不喜欢吃或是觉得不好吃，有时是不能把食物吞下去，或是顽皮，成人要有耐性。不可追逐婴幼儿喂食，养成不良的用餐习惯。在婴儿满周岁以后，可以让孩子自己动手，但一定要坐定。

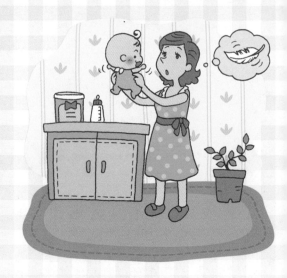

婴儿在开始吃蔬菜后，大便会见到整片菜叶，这是因为咀嚼、消化及吸收未理想所造成，剩余部分的纤维杂质在粪便中排出。如果孩子吃得不多，家长难免会担心营养不够，这时可自查婴幼儿进食的状况，是否吃得太多零食、是否味道问题等。

添加辅食的原则：

❶ 按婴儿本身的需要来决定辅食的添加，以简单和经济为主，循序渐进，由少而多量，由淡而咸。

❷ 选择容易消化的食品，流质、半流质、半固体，例如蒸蛋、粥、面糊、麦粉、米粉等等；待婴儿长牙后，可以吃一些小块固体食物。

❸ 慢慢地引进新东西，一次只添加一种食物。在3～5天后，待婴儿吃惯和适应后，才加喂另一种，待完全适应后才混合喂食，但要注意有没有过敏。每吃一种新食物，应注意观察婴儿的大便及皮肤的状况，若有腹泻、呕吐、皮肤潮红或出疹等症状，应立即停止，并请教医生。

❹ 喂食的时间最好在吃奶之前，因为婴儿在肚子饿的时候比较有兴趣接触新食物。

❺ 喂食的次数：6～8月龄婴儿一天喂食2～3次；9～23月龄婴儿一天喂食3～4次，并且根据需要添加1～2种辅助食物。

何时开始

　　婴儿逐渐成长，一般从 4 个月大之后，营养及热量的需求增加，肠胃功能也慢慢成熟，可以添加辅食，并且逐渐断奶，因为奶的营养已不敷婴儿取用，否则会缺乏蛋白质并导致营养不良。之后，9 个月大的婴儿吞咽能力增加，食物可逐渐变成固体状。

　　在一般情况下，母乳和奶粉不再是满岁婴儿的主粮，渐渐减少饮奶。1～2 岁大的婴儿基本上可以跟家人一同在餐桌上进食，慢慢地戒了饮奶，即是断奶。所谓断奶，并非不喝奶，牛奶是丰富营养的食品，我们到老都喝牛奶。断奶有两个意义，一是容器的改变，由奶瓶换成餐具，二是固体辅食成为主粮。

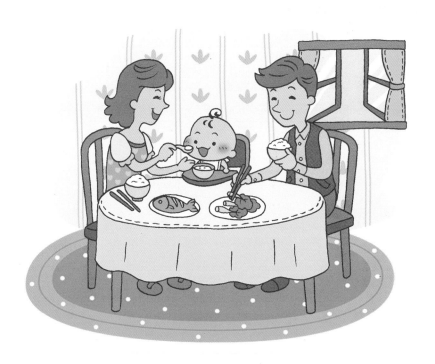

添加辅食顺序参考

4～6个月	米糊 慢慢地尝试添加谷物
6～9个月	谷物 水果和菜茸 水果，包括香蕉、梨、苹果、桃等 蔬菜，包括煮熟的胡萝卜、南瓜、绿豆、马铃薯等
9～12个月	谷物 水果和蔬菜茸，水果和蔬菜可以切成立方体或条状，给婴儿咀嚼 适合1岁以下婴孩的乳类制品 少量的蛋白质，包括鸡蛋、碎肉、去了骨的鱼、豆腐、捣碎的豆类 其他如通心粉和饼干等 婴儿可坐在专用椅上进食
12～18个月	乳类制品 面包、谷物、粥、饭、面 水果 蔬菜 蛋白质 几乎任何食物都可以 进食时，不许四处走动 考虑断奶
18个月之后	可以和家人一起吃饭 小心处理零食，不要养成偏好零食的坏习惯

对喂食婴儿辅食的反思

- 为婴儿准备优质食物，要坚持几项原则：选用新鲜的食材；适当的食物，多蔬果、新鲜肉类和鸡蛋；要新鲜不喂隔夜的食物；避免现成的婴儿食品，如罐头、快餐麦片等；不用调味品和添加剂。

- 开始给婴儿添加固体食物时，一定不要急，必须循序渐进，一次只能喂食一种新的食物，并由少量开始试吃。
- 婴儿的胃肠在尚未成熟之前，很容易因吃下某些异类蛋白而造成过敏，而稻米在谷类食品中是最少引起过敏的。开始喂辅食时，先从米汤开始尝试。
- 有些家长会选择素食给婴儿，小孩素食非新观念，不一定会营养不良，但要注意均衡营养。
- 有研究显示，若婴幼儿吃太多巧克力、饼干和婴儿罐头等，会影响脑部发育。
- 避免油腻或脂肪较多的食物固然重要，但是 2 岁以内婴幼儿的脑部发育，需要足够的必需脂肪酸与胆固醇，而脂肪也是重要的营养来源，因此不应限制，不要太早给婴儿吃低脂或低胆固醇食品。
- 耐心地引导孩子，不可强迫进食。喂食方式最好盛于碗或杯内，以汤匙喂食，让婴儿渐渐适应成人的饮食方式，并且应给婴儿先吃固体食物，再喝奶水，这样比较容易接受辅食。
- 在职妈妈可以用新鲜材料多做一些再冷冻，总比罐头加工食品或含人工添加剂的食物营养成分高。
- 可为孩子准备可爱的专用餐具，提高进食的兴趣，养成固定的习惯；并且让小孩习惯用汤匙进食，渐渐取代奶瓶。

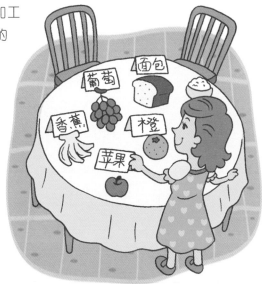

建议食谱

适合 4 ～ 8 个月的婴儿

☺ 苹果茸 ☺

1. 先将苹果洗净去芯，待用。
2. 把苹果放入沸水煮至身软。
3. 用刀起肉。
4. 用匙羹压烂至茸状即可。

☺ 胡萝卜茸 ☺

1. 先将胡萝卜去皮洗净，然后切粒。
2. 将已切粒的胡萝卜煮至完全身软，约 20 分钟。
3. 用匙羹压烂即可。食用时放入米糊或粥内。

☺ 西红柿茸 ☺

1. 西红柿洗净，用刀轻切一个"十"字。
2. 放在沸水中约 5 分钟，待外皮退去。
3. 把西红柿皮剥去，然后切开西红柿，挖出籽。
4. 用匙羹压烂至茸状即可，或放入搅拌机搅成茸状亦可。

☺ 玉米茸 ☺

1. 先将玉米切成段，放入沸水煮 45 分钟左右，直至玉米完全身软。
2. 取出玉米粒，然后放入搅拌机搅成茸状，才可令质感细滑。

☺ 薯茸 ☺

1. 先将马铃薯去皮切粒，待用。
2. 水沸后，将马铃薯放入煮至身软。另外，也可以隔水蒸马铃薯至身软。
3. 用匙羹压成茸状，即可食用。

☺ 香蕉牛油果奶 ☺

香蕉 1/2 只、牛油果 1/4 个

1. 奶(适量用母乳或婴儿配方奶粉)
2. 先把所有材料切粒,备用。
3. 食用时将所有材料放入搅拌机,搅成奶昔状即可。

☺ 豆腐南瓜茸 ☺

豆腐 1/2 块、南瓜约 80 克(约 1/2 碗)

1. 先将豆腐隔水蒸约 5 分钟。
2. 将南瓜切粒,放进沸水中煮至身软。
3. 把两种材料放进搅拌机,打成茸即成。

☺ 西红柿马铃薯红衫鱼汤 ☺

红衫鱼 1 条、西红柿 2 个、
马铃薯 1 个(想汤稠些,可多加 1 个马铃薯)

1. 先将红衫鱼去鳞鳃等,剖杀洗净。
2. 烧红油锅,放人姜片,放入红衫鱼略煎。
3. 注清水入锅,略煮 5 ~ 10 分钟,然后将水连鱼倒入汤煲内。
4. 西红柿、马铃薯洗净切好,注入适量清水入汤煲内(水以盖过材料为原则),再将所有材料一起放人汤煲内,煲沸后,改用慢火煲约 20 分钟。

适合 8 个月以上的婴儿

☺ 马铃薯玉米鱼肉糊 ☺

马铃薯 1/2 碗、鱼肉 1/4 碗、玉米棒 1/2 穗

1. 先将马铃薯去皮、切片，玉米棒切段，然后一起煲熟，玉米熟后取粒。
2. 鱼肉放入沸水中煮熟。
3. 将所有材料一起放入搅拌机，打成茸即可食用。

☺ 胡萝卜玉米茸瘦肉糊 ☺

胡萝卜 1/2 碗、玉米棒 1/2 穗、猪瘦肉 1 汤匙、
粥 2 汤匙（小米、大米均可）

1. 米最好在煮前用水浸 1 小时，煮时易烂，粥的稠度根据孩子大小、消化能力不同由稀到稠。
2. 胡萝卜去皮、切件，放入沸水煲熟，可切粒或放入搅拌机打成茸。如果婴儿吞咽能力好，可以将生胡萝卜粒跟米一起煲，这样会更有口感。
3. 玉米棒先煲熟，取粒，然后放入搅拌机打成茸，待用。
4. 当粥滚起时可放入瘦肉。
5. 将已煲熟的胡萝卜茸、粟米茸一起放进粥内。

☺ 西兰花西红柿鱼茸粥 ☺

西兰花1碗、鲩鱼腩40克（约2汤匙）、西红柿1个

1. 西兰花切碎，煲熟，放入搅拌机搅碎。
2. 将姜片放在鲩鱼腩上，隔水蒸熟，然后起肉，用匙羹压烂成茸。
3. 西红柿煲熟后去籽将去皮，切件后切粒，或放入搅拌机搅碎。
4. 当粥沸时，将所有材料放入，再煲5分钟即可。

☺ 三文鱼豆腐粥 ☺

三文鱼（约2汤匙）、豆腐1/2块、米2汤匙

1. 三文鱼先用热水灼熟，可用筷子拣出白色脂肪部分。
2. 将豆腐放入搅拌机搅碎，待用。
3. 当粥沸时，加入三文鱼、豆腐拌匀，直至材料熟透即可。

☺ 节瓜肉碎粥 ☺

节瓜1/2碗、鸡肉碎1汤匙、米2汤匙

1. 节瓜洗净，去皮、切丝。
2. 将米用热水浸1小时或以上才用来煲粥，再注入约7杯清水入煲内。
3. 将节瓜放入搅拌机打成茸，跟米一起煲沸。
4. 当粥沸时，放入鸡肉，待鸡肉熟透便可。

中药、汤水

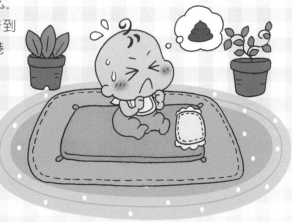

开奶茶的广告到处可见，更是香港自由行的热货。开奶茶这么好吗？究竟婴儿需要服用吗？

开奶茶是民间配方，一般用于婴儿肠胃不适，如胃口差、便秘，亦能清热利湿，如帮助消除烦躁、小便黄等，在给婴儿冲调奶粉时使用。现时许多婴儿出生后不久便食用配方奶粉，水分吸收不足，容易积热，从而有便秘问题。

不同注册中医师的开奶茶配方有所不同，当中较普遍的材料包括生薏苡仁（生薏米）、熟薏苡仁（熟薏米）、灯芯花和淡竹叶。其他材料包括芦根、谷芽、麦芽、槟榔、白芍、麦冬、蝉蜕及羚角丝等。

市面上出售的开奶茶，除了由中药煲成的汤剂外，亦有经中药提炼的粉末冲剂。汤剂可随着婴儿不同的体质而加减材料，具弹性；而冲调时则需注意冲剂的分量，若给予1岁以下的婴儿饮用，应将一包开奶茶分成4～5次，免得婴儿服食过量。

24小时汤剂用药量一般为：初生儿：50毫升以内；1岁以下：60～100毫升；1～3岁：100～150毫升；3～7岁：150～200毫升。

以下是常用开奶茶的配方：

材料	水牛角丝 10 克、蝉蜕 5 克、淡竹叶 10 克、生薏米 15 克、熟薏米 15 克、谷芽 15 克、玉米芯 25 克、灯芯花 10 克、鸡内金 10 克
做法	❶ 材料洗净，放入煲内，水浸过材料约 2 厘米，浸泡 30 分钟。 ❷ 水煲滚后，改用小火煲 45 分钟，即可饮用

七星茶

　　七星茶是一种小儿饮用的凉茶，常见的组成有钩藤、蝉蜕、淡竹叶、灯芯花、生薏米、山楂、谷芽等七种中药制成。当中钩藤、蝉蜕可疏风清热、平肝熄风；淡竹叶、灯芯花、生薏米则清心利尿；山楂、麦芽可消食健胃。因此，七星茶是一种针对性强的凉茶，比较适合烦躁易惊、小便黄短、消化不良、大便不畅的小儿。

以下是常用七星茶的配方：

材料	钩藤 10 克、蝉蜕 5 克、淡竹叶 10 克、灯芯花 10 ~ 15 克、生薏米 15 克、山楂 10 克、谷芽 15 克、蔗糖或甘草少许
做法	❶ 材料洗净，放入煲内，水浸过材料约 2 厘米，浸泡 30 分钟。 ❷ 水煲沸后，改用小火煲 45 分钟，即可饮用

备注　• 喝不完的中药要扔掉，不要在冰箱内储存，以免滋生细菌。

　　　• 服药期间忌食生冷、油腻等不易消化的食品。

* *　为确保婴儿的健康，父母在用前，请先咨询注册中医师的意见。当婴儿症状好转，则无须长期服用。而两种茶比较寒凉，虚寒体质的婴儿不能服用。

薏米水

薏米能健脾利尿，用于积滞、小便黄等湿热症状。生薏米偏凉，炒过的薏米称熟薏米，凉性微减。如果婴儿症状轻，可以单用薏米 10 克煲水冲奶，不必过度使用开奶茶或七星茶。

花塔饼

一般花塔饼又称花塔糖，主要成分有使君子和柠檬酸。花塔饼主要用于小孩，能消滞开胃，有助改善肛门瘙痒、夜睡不宁及打虫子。花塔饼一般建议年满 12 个月的婴儿食用，为了婴儿的健康，父母在用前，请先咨询家庭医生或注册中医师的意见。

保婴丹

保婴丹乃古法配方，是由中药制炼成粉末，有清热化痰，熄风定惊作用。主治婴儿惊悸、夜睡不宁、烦躁哭叫、身热痰多。市面上不同药厂生产的保婴丹配方也各有不同，当中较普遍的材料包括珍珠、琥珀、钩藤、天竺黄、冰片等。市面上售卖的保婴丹大多声称初生婴儿也可食用，但父母在喂婴儿食用前，请先咨询家庭医生或注册中医师的意见，并必须小心阅读说明书的指示，并按指示给婴儿食用。

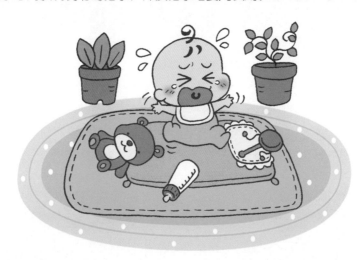

小儿推拿

小儿消化不良，不一定要吃药。中国自古就专门设有小儿推拿一科，通过按摩推拿治疗小儿疾病。现代人过分依赖药物，其实普通的病，除了适当休息及运动外，可以先用穴位按摩的方法治病，无效再用针灸，继而食疗，最后才服药。

小儿的穴位有一部分跟成年人不同，除了"点"的穴位，小儿还有"线"和"面"的穴位。小儿推拿最适用于6岁以下孩童，6～12岁孩童也可进行治疗，但每个穴位的刺激量须相对增加。

一般小儿常见病大多能用推拿方法治疗，也能增进各种体弱孩童的体质，但有皮肤破损、骨折的部位或严重疾病时均不适合推拿。在此简单介绍小儿推拿的四大保健穴，对于消化不良有一定帮助，至于其他疾病的推拿方法，可向注册中医师查询。

小儿推拿的四大保健穴：补脾经200～500次，摩腹3～5分钟，按揉足三里50～100次，捏脊3～5次。可以给消化不良的婴儿每天做1次，一般每次10～20分钟。

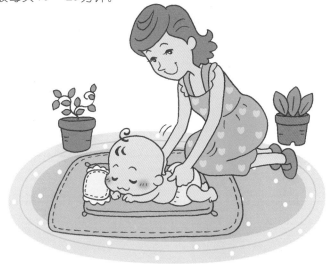

操作方法：

❶ 补脾经

　　补脾经能健脾和胃，补气养血。用于脾胃虚弱，气血
不足而引起的食欲不振、肌肉消瘦、消化不良等症。

脾经

位置　拇指末节螺纹面。

操作　旋推或将患儿拇指屈曲，循拇指桡侧边缘向掌根方向
直推为补。

次数　200 ～ 500 次。

主治　腹泻、便秘、痢疾、食欲不振、黄疸等。

❷ 摩腹

位置　沿肋弓边缘向两旁分推，称分推腹阴阳；亦可简单用手掌或四指
摩腹。

次数　分推 100 ～ 200 次；摩腹 3 ～ 5 分钟。

主治　消化不良、腹痛、腹胀、恶心、呕吐。

❸ 足三里

位置　外膝眼下 3 寸，胫骨旁开 1 寸。

操作　用拇指端按揉本穴（双侧同时操作）。

次数　50 ～ 100 次。

主治　恶心呕吐、腹痛泄泻、厌食、疳积、腹胀、下肢萎软乏力等。

❹ 捏脊

位置　脊柱两旁（大椎至长强成一直线）。

操作　用示（食）、中两指面自上而下作直推，称推脊；用捏法自下而
　　　上称为捏脊。捏脊一般捏 3 ～ 5 遍，每捏 3 下再将背脊皮肤提一下，
　　　称为捏三提一法。在捏脊前先在背部轻轻按摩几遍，使肌肉放松。

次数　推 100 ～ 300 次；捏 3 ～ 5 次。

主治　发热、惊风、夜啼、疳积、腹泻、呕吐、腹痛、便秘等。

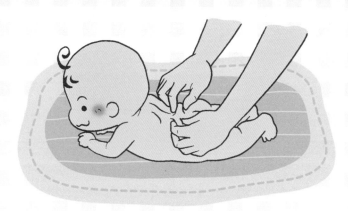

临床应用 (1) 捏脊法具有强健身体的功能，但便秘婴儿不宜多做。

(2) 推脊柱自上而下，能清热，多与清河水、退六腑、推涌泉等合用。

(3) 较小的婴儿最初几次做推拿时一般会哭闹，稍懂事后一般会爱上推拿。

警告和禁忌提示

- 循序渐进：由细到粗、由稀到稠、由少到多、每种食物分别尝试。
- 不可强喂：一些家长及照顾者太心急，或者高估了婴儿的需要，出现强喂的情形。这样会令婴儿难以适应，甚至抗拒固体食物。另一方面，亦可因喂食量过多而导致肥胖，继而引起健康的问题。
- 要有耐心，多花一点时间给婴儿喂食，亦不可以用食品作为惩戒或奖励。
- 当添加一种新食品时，应注意婴儿对此食品是否有过敏现象，如呕吐、腹泻、肠绞痛及出疹等。
- 小心蜂蜜：1岁以内不宜吃蜂蜜。
- 花生坚果：花生、坚果类食物不可给婴幼儿吃。

- 避免口味太重：勿加太多的盐、调味料，养成婴幼儿摄取清淡食品，以及避免偏食的习惯。
- 均衡营养：1岁以上的幼儿不能全部以牛奶为主食，但也不要完全不喝，营养均衡最重要。
- 注意食物卫生：注意烹调前的洗涤及烹调后的卫生。烹调后的食物，不能放在室温中太久，以免腐坏。
- 食物的温度不可太高：以避免烫伤婴儿口腔或因接触而烫伤。
- 注意食物的软硬问题：特别是有骨头或有刺的食物，一定要特别小心。
- 胡萝卜、芒果、南瓜等含丰富维生素C，但太多会令皮肤变黄，适量就好。
- 喂食辅食时，应给婴儿一个舒适、轻松的环境，并加以鼓励。

温馨提示：添加辅食

❶ 添加辅食的重点是希望除了补充所需的营养外，还能让婴儿渐渐地适应各类食物。因此，辅食的量应由少变多，不要强逼婴儿一定要吃多少，否则会影响其进食的心情，留下负面的记忆。

❷ 以汤匙方式喂婴儿吃辅食，可以训练吞咽与牙齿咀嚼能力，对未来说话及进食动作都有帮助。

❸ 应该是在"不减少奶量"的原则下，逐渐增加辅食的分量和比重。因此，从每次喂奶时给予婴儿少量辅食开始，逐渐地以辅食完全取代一餐奶、两餐奶，进而变成一天三餐辅食。

❹ 一天可以为4～6个月的婴儿喂食1～2次辅食，其中一次可以在晚上睡前30分钟～1小时，有助于婴儿晚上的睡眠。

❺ 食物敏感症状和处理：初期是红色的肿胀块，即荨麻疹，可分布于

身体任何部位，孩子会感到十分痒、烦躁不安，如数小时未有改善，需及早看医生，同时，停止进食或接触可能导致过敏的食物。

⑥ 选购食物时，要注意是否有任何污染或可能残存农药、水银和添加剂等，并且在烹调时讲求卫生。

⑦ 选择质地较软和口味自然的固体食物，又可捣碎，方便进食。

⑧ 喂食前应先洗手，并注意餐具的清洁卫生。

⑨ 要耐心地慢慢喂食，鼓励婴儿，并保持目光接触。

⑩ 部分蔬菜像胡萝卜、芒果、南瓜等，吃太多的话，会令婴儿的皮肤变黄。

⑪ 喂食时由家人直立抱着，或让婴儿坐在婴儿椅上，方便喂食，有助于吞咽食物，又可避免呛到。

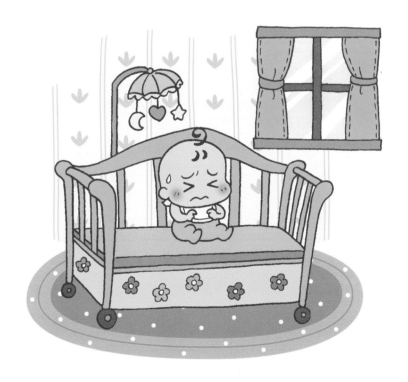

⑫ 在婴儿具有可以自己吃饭的能力时，应尽量让其自己吃，培养其生活自理的能力。但需有心理准备，婴儿会吃得一团乱，可以穿上围裙。

⑬ 让婴儿学习使用餐具，选购安全、耐热、摔不破的餐具，最好让婴儿自己拣选自己专用的餐具。示范正确的动作去拿汤匙、握杯子等，坐在固定的位置进餐，养成良好的进食习惯。

⑭ 婴儿在 7 ~ 9 个月是长牙期，可以将面包给婴儿自己拿着吃，亦可将面包撕碎后放人奶内泡，用小汤匙喂食。

⑮ 婴儿对于食物的喜好会随时改变，所以这次不吃的食物，千万不可强迫喂食，隔几天可再试，婴儿可能就接受了。

⑯ 婴儿是没有口味之别的，不要以成人的口味来作准，不需添加调味料，辅食味道宜清淡，不宜太甜或太咸。

S

婴儿喂食
问题

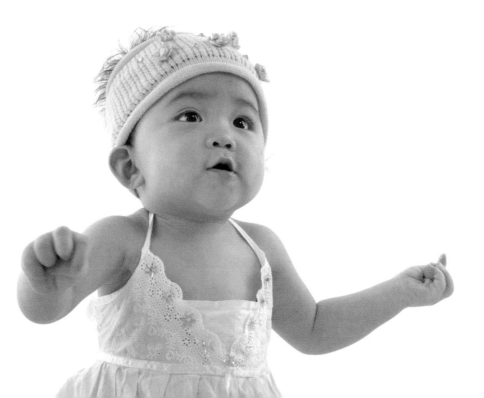

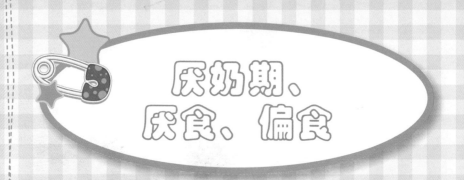

厌奶期、厌食、偏食

厌奶期

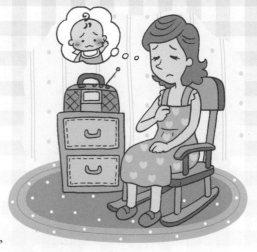

人体的成长有不同阶段，新生婴儿体重增加较快，其饮食量也较大，常常吃不饱。在出生后3个月左右，体重增加会变慢，食量不需那么多，有人称为"厌奶期"。这时婴儿对周围的环境比"吃"更为好奇，分心及忘食是常见的。6个月后，当孩子品尝了辅食后，对奶的兴趣更加减少。其实这是正常生理现象，强行给婴儿喂奶，只会两败俱伤，父母必须理解，不必过分担心及干涉。

厌食／拒食

婴幼儿的厌食是正常生理过程，和成年人的厌食症迥然不同，因后者是和精神及激素有关。如果婴儿只是吃得少一点，而身高、体重及活力一切都正常，父母便无须为此担心。

为求婴儿多进食，许多父母趁其在昏昏入睡时灌饱了，等婴儿清醒时缺少饥饿感对吃没有兴趣，便会养成清醒时厌食的习惯。

处理厌食

1. 留心婴儿精神状态，如有身体不适或其他症状，请早些求诊。
2. 纪录婴儿的体重和身高，如果体重增加得不错，则大部分厌食婴儿是没有问题的。
3. 留心婴儿有没有对个别食物过敏，如有出疹、过敏、腹胀、呕吐、腹泻、生长迟滞，或有喘鸣、呼吸急促、心跳不规则、心杂音、肝脾肿大等，均应及早处理。
4. 检查有否因换奶粉或是换奶瓶、奶嘴，可能因未适应而拒食。
5. 评估是否供应太多食物而不是真正拒食。
6. 温馨提示
   - 喂奶前 30 分钟不要和婴儿玩耍得太剧烈
   - 关掉电视、音响等，减少孩子分心的机会
   - 父母子女共同用膳
   - 一同参与准备晚餐
   - 菜式新鲜多元化
   - 从小碗小碟开始
   - 勿于餐前吃零食
   - 勿营造紧张气氛
   - 不要强迫喂食
   - 多加鼓励，少些责备

偏食（挑食）

偏食是指无节制地吃爱吃的食物，而不爱吃的食物一口也不沾；这虽然不是疾病，但危害却很大。

长期偏食会造成某些营养物质的缺乏，容易生病和造成发育障碍。此外，如果婴幼儿

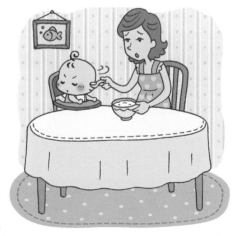

偏食，肠胃功能不能正常发育，会造成成年后对此类食物不能耐受，影响一生。

处理偏食，家长需要：

❶ 留心孩子饮食习惯，评估是否偏食。

❷ 评估偏食情况是否严重，定期纪录孩子的体重、身高、精神及活动情况，如有异常，及早请教医生。

❸ 如引进新食物时，必须留心孩子有否异常反应，如有出疹、肚痛或呕吐等，便须停止进食，及早请教医生。

❹ 温馨提示

- 以身作则，长辈不能偏食，身教重于言教。
- 不要强迫进食，亦不要强迫孩子吃完所有食物，避免无谓冲突，尤其孩子在 1～3 岁的反叛期时，或孩子不肚饿时。
- 坚守原则，定期喂食。
- 如拒食，不要用其他食物或牛奶补充。
- 引进新食物须有耐性及多加鼓励，尝试用其他方法引孩子对该食品产生兴趣，例如和孩子一起探讨该食物的气味，或告之他们的朋友或偶像也喜欢该食物。
- 预备食物多加心思和创意，用不同颜色、形状等吸引孩子。
- 较大的孩子，教导均衡营养的重要性，可邀请其一同选购及预备食物。
- 减少分心和诱惑，例如关掉电视、游戏机等。
- 不要让孩子对新食物有错觉。
- 减少在餐前给予杂食。

父母必须明白，罗马不是一天建成的，教导孩子必须有耐力，也要有坚持。最近研究显示，只要父母能坚持 28 天，超过 80% 的孩子都会接受新食物的。

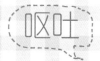

呕吐

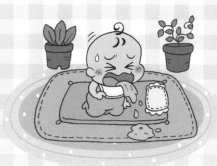

呕吐是由于胃部急剧收缩，或者是受到腹部肌肉和横膈膜收缩的突然压力，而将胃部的食物或水分从口中排出。呕吐的奶类似豆腐渣，可从口及鼻孔一同排出。其实，呕吐是很常见的儿科问题，大部分都是轻微的，除了少许不舒服外，如果处理适当，基本上会不药而愈。

但是父母仍然需要小心，如呕吐时食物冲进耳咽管，可能会引致中耳炎；呛入气管则会引致肺炎。当呕吐相当严重，则可能会引致食管及胃损伤，甚至出血，亦可能令孩子脱水、电解质紊乱、肾衰竭、休克，甚至死亡。如伴有腹泻，情况会更加严重。

导致呕吐的因素很多，包括先天胃肠疾病、感染、代谢疾病、头部创伤、肿瘤等。新生婴儿的呕吐问题和较大的孩子不同，需特别留意下列几点：

- 假呕吐，俗称为"溢奶"：呕吐出来是奶水，未凝结的，主要原因是吃奶后让其打嗝的方法不妥当或时间不协调所致。
- 喂哺过量，尤其发生于新父母，他们未能掌握婴儿吵闹原因，"逢哭必喂奶"，引致过量进食而反吐。
- 先天性肠胃疾病，包括食管或肠道闭塞、幽门狭窄或贲门功能失调等，这些多是在婴儿期出现的严重急性外科疾病，绝不能耽误。
- 牛奶敏感或乳糖不耐受症（请参阅"牛奶过敏"一节，本书第162页）。
- 吞风入肚（吵闹之后）。
- 胃肠炎、肠套叠。
- 误服药物。
- 非肠胃性感染，如尿道炎、中耳炎、喉炎，甚至脑膜炎等。

处理方案：

❶ 保持冷静，不要让孩子大哭大喊。

❷ 确保没有头部创伤或急性外科病症。

❸ 立即停止可能的诱因，特别是怀疑食物中毒。

❹ 停止进食所有药物，如有发热，可以考虑退热。

❺ 如无医生指示的话，勿胡乱吃止呕药。

❻ 留意孩子情况，如遇下列危险警号，立即求诊：

严重、反复及持续性呕吐	神志不清或行为怪异
脱水症状、脉搏快	全身抽搐
呕吐物有血液、呕黄疸水	呼吸困难
严重腹泻、大便出血	严重头部、腹部创伤
肚胀，特别是伴有便秘	中毒（食物或药物）
严重肚痛 4 小时以上（较大儿童）	怀疑脑膜炎（颈痛、颈项强直）
8 小时内没小便	耳痛
可能有异物入肚内	发高热、嘴唇干裂
黄疸、口气怪味	小便赤痛

❼ 脱水症状包括口干唇裂、皮肤松弛、两眼无神、眼窝凹陷、前囟下陷、哭而无泪、无尿或又少又浓、心跳加速、血压降低、手脚血气呆滞或呈紫蓝色、呼吸急速、嗜睡、神情呆滞、疲倦无力。

❽ 呕吐后首 2 小时内，尽量让胃部休息，禁饮、禁食，可鼓励小孩小睡。

❾ 2 小时后，如小孩子没有呕吐，开始补充水分。

- 最佳补充液是电解水（俗称营养水）。

- 如晚间家中没有营养水，可将 2 茶匙葡萄糖及小半茶匙盐，加入 227 克水代替。

- 饮用量一定要少，以免令胃部再受压力而膨胀受伤。

- 每次最好2～3茶匙。
⑩ 2小时后，如果情况稳定，可以慢慢增加量，循序渐进，每次增加14～28克。
⑪ 如持续没有呕吐，较大孩子可给一些固体食物，但仍须注意：
  - 以少食多餐为本。
  - 食物必须简单、容易消化，较大婴儿可吃粥、白面包心、饼干等。
  - 切忌进食一些伤胃的食物（停止咖喱、煎炸、肥腻的食物）。
  - 孩子进食后，最好是侧身睡，以免呕吐物呛入肺部。
⑫ 定时观察
  - 观察呕吐严重性（次数、时间和量）、呕吐物颜色。
  - 留心脱水症状。
  - 留心小便量及时间，因小便是评估脱水的一个相当重要的指标。
  - 留心大便及肚胀，如大便有枣红色（类似黑加仑子），小心可能是肠套叠。
⑬ 应诊时告诉医生孩子近期的体重、曾经食过的药物和食物，以供参考。
⑭ 如有变化、发育迟缓或出现新危险病征，尽早求诊。

呕吐是很常见的症状，原因很多，吃止呕药只是治标不能治本，最重要的是找出原因，才能根治问题。太迟或错误处理，可能会引致严重并发症甚至死亡。

肚痛

肚痛是儿童很常见的症状，当婴儿弯着肚子，大声哭叫，可能是正患肚痛。但也要小心,哭叫不一定是肚痛。1～2岁的小孩，语言表达能力及理解能力有限，肚痛未必是真的；但较大的孩子却可能会借肚痛来逃避吃饭、温习、上学，亦可能是身心疾病，家长必

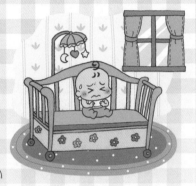

须小心了解，分辨肚痛孰真孰假。我们切忌先入为主，如有怀疑，最安全是当真的肚痛处理，请教医生。

大部分婴幼儿肚痛是由于便秘、消化不良等小问题引起，如父母对肚痛有正确认识，便可以及早处理，亦可避免过分惊慌。如伴有腹泻，可能是胃肠炎，需留心脱水等并发症。此外，必须留心肠套叠等严重外科疾病，以免延迟医治，危及生命。

什么因素导致肚痛

肚痛主要是因为肠道或胃部肌肉抽搐引起，亦有部分是因为腹膜或内脏发炎引起，也会罕有因为肺炎引致。常见婴幼儿肚痛的原因包括：

便秘	食物中毒	肠套叠、肠扭曲或阻塞
吃得过饱	食物、牛奶敏感	撞伤（腹、肠）
胃肠炎（上吐下泻）	乳糖不耐受症	睾丸发炎、撞伤
胃炎、溃疡	腹部淋巴结发炎	尿道炎
夜哭郎、消化功能不良	腹膜炎	肺底部的肺炎、肝炎

注

- 在婴幼儿期，阑尾炎（俗称盲肠炎）是很罕有的。

- 儿童最常患的寄生虫疾病是蛲虫感染，这会引起肛痒，但多不会引致肚痛。

- 大量的蛔虫，可能会引起肚痛，可是在现今已很罕见。

- 外国常见的肠痛成因，如坏死性的大肠炎，在国内并仍不普遍。

- 近年来，敏感性食管炎、胃炎及肠炎和发炎性肠炎有上升趋势。

- 较大的孩子，需考虑心理因素。

处理

❶ 病发时，父母应保持冷静、尽量安慰孩子。

❷ 如有下列危险警号，应立即停止孩子进食，绝对不能喝水，立刻到医院求诊：

病容很重	撞伤腹部、睾丸	昏迷或精神紊乱
怀疑药物或食物中毒	睾丸赤痛	呼吸困难
严重肚痛2小时以上	肚胀	皮下出血
严重呕吐、呕黄胆水或血	小便出血	有脱水症状
大便带血、肠套叠	怀疑盲肠炎、小肠气	情况越来越坏

❸ 在一般情况下，妈妈可以让小朋友休息，替孩子按摩肚子，留心下列事项：

- 肚痛的位置，在肚脐附近、还是左右、还是上下。

- 何时开始肚痛、频率、程度，持续、还是间歇性或突发性。

- 肚痛的特性，痛感像针刺或像压着。

- 过往有没有同样病史，有没有其他因素可舒缓肚痛。

- 其他症状，例如呕吐、发热、腹泻、黄疸、小肠气等。

- 最近的饮食习惯有没有转变、有没有服食任何药物、有没有撞伤之类。

❹ 家居护理：

- 可以给孩子少量水分或清淡食物。
- 没有医生的指示，绝对不可以随便用药。
- 如果有发热，可服食退热药或塞肛退热，但绝对不能使用阿司匹林。
- 上吐下泻的处理可以参考"肠胃炎"一节，见本书 167 页。
- 可给孩子搽油、敷热水袋，但要小心皮肤过敏。

❺ 继续观察和作定时评估，若肚痛在大便前，或 1 ~ 2 小时后完全消失，则不用带孩子看医生。

❻ 如情况并无改善，翌日也应求诊。

❼ 复发性的肚痛可能有心理因素，父母应尽量和孩子沟通，了解他们，不能让孩子借肚痛为借口，逃避责任，切记！

___

　　肚痛只是症状，用止痛药止了肚痛，并不代表解决了问题，更有可能会将病征盖过、延误问题及引致并发症。预防肚痛其实很简单：选用母乳喂哺婴儿、学好哺乳后辅助孩子打嗝的技巧、养成良好饮食习惯（定时、定点、定量、少肉、多吃蔬果）、多喝水、勤做运动、养成良好排便习惯，切勿依赖药物通大便！

　　疹为常见的皮肤病征之一，通常呈现红肿，有些较平坦（斑疹），有些是微突（丘疹），更有些是水疱（疱疹），甚至一团团的荨麻疹，一般都是痒的，形状及分布亦随时可变化。

常见的病因包括感染、免疫系统失衡、食物或环境过敏所引起的。

　　疹并没有特定的病因，可以是任何疾病所引起的（参考 108 页）。

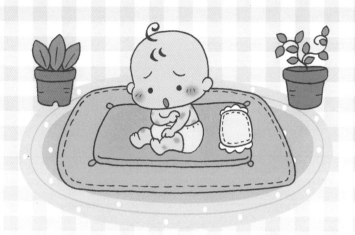

引起疹子的病毒可包括玫瑰疹、德国麻疹、水痘、麻疹、肠病毒等；链球菌、葡萄球菌等都可能会出疹；川崎病和类风湿关节炎都会伴有出疹。食物过敏近年有上升趋势，外界非疾病因素也有可能，如太阳晒伤、紧张、摩擦等也可引致。

出疹时，很多父母都关注孩子应该如何进食，可参阅下列指引：

❶ 如怀疑食物过敏，立即停吃可能引致过敏的食物，请参阅"食物过敏"一章。

❷ 发热时，注意补充水分，鼓励多喝水。

❸ 小量多餐，每2小时吃半饱最佳。

❹ 进食易消化的食物，忌吃煎炸食物。

❺ 如伴有咳嗽，需减少吃生冷或刺激性食物。

❻ 因病毒感染包括水痘、麻疹、玫瑰疹等，一般不用忌口，不用清热。

❼ 胡萝卜水、甘蔗水、荸荠水等并无治疗作用，但可饮用。

治疗方面，一定对症下药，切忌以为出疹便只服清热凉水，以免延误医治。一般而言，退热用普通退热药，可用抗组胺作止痒药，切忌乱服抗病毒药物、抗生素和类固醇。洗浴方面，需用温水；如无需要，不要用碱水，切忌乱搽药膏；如无伤口，可外涂热痱水止痒。父母必须留意疹状变化、并发症状和孩子病情，如有需要，需早些请教医护人员。

麻 疹	
病因	麻疹病毒
潜伏期	7 ～ 18 天
致病途径	口鼻接触、飞沫传染
发热	第 4 ～ 5 天最高
疹子及症状	• 出疹前口腔外出黏膜斑，疹子最先于耳后出现，然后由脸部、颈部、上肢、腹部并向下肢延展出现。 • 疹子由上而下逐渐消失。 • 红疹消失后出现咖啡色小皮屑
并发症	中耳炎、肺炎、痉挛、昏迷、脑炎、死亡
德国麻疹（风疹）	
病因	德国麻疹病毒
潜伏期	14 ～ 23 天
致病途径	口鼻接触、飞沫传染
发热	第 1 天出疹
疹子及症状	• 疹子由脸部出现，2 ～ 4 小时后迅速向全身扩散。 • 消退后呈点状红疹，可伴有轻微上呼吸道症状、颈部淋巴核肿胀
并发症	• 脑炎、神经炎、关节炎。 • 如妊娠期间感染会造成胎儿畸形后遗症、先天性白内障、先天性心脏病、先天性聋哑症、小头畸形病影响智力
手足口病	
病因	肠病毒（柯萨奇、EV71）
潜伏期	3 ～ 7 天
致病途径	口鼻接触、飞沫传染
发热	前两天出疹
疹子及症状	• 手足出疹，初期是红色小粒，一天后疹会变成水疱，3 ～ 7 厘米大，由数粒至十数粒不等。 • 分布于手掌、臂肘、脚、膝盖甚至臀部，但不会发于面部和身躯，7 ～ 10 天便会消失。 • 可伴有发热、咽峡及口腔出溃疡、拒食、疲卷、头痛、类似感冒症状、肚痛和出现呕吐
并发症	• 发热抽筋、脱水、类小儿麻痹症、脑炎、脑膜炎、小脑共济失调、吉巴综合征、脑压增高症、心肌炎、肺炎、肺水肿等

玫瑰疹	
病因	人类 006 单纯疱疹病毒
潜伏期	9 ~ 10 天
致病途径	飞沫传染
发热	第 3 天出疹
疹子及症状	• 突然高热约 40℃以上，无明显病因。 • 在高热之后疹子迅速出现，由身躯先出现，再向颈部、手臂扩散，但脸部及下肢则少见。 • 出现疹子后 24 ~ 48 小时后消失，通常不留痕迹
并发症	• 发热抽筋、呼吸道感染、腹泻
水 痘	
病因	带状疱疹病毒
潜伏期	10 ~ 21 天
致病途径	飞沫、空气传染
发热	第 1 天出疹
疹子及症状	• 疹子于身躯最先出现，向脸、肩、四肢扩散。 • 疹子四种不同症状，俗称四代同堂：红疹→丘疹→水疱→脓痂，会伴同瘙痒、发热、食欲不振
并发症	• 猩红热、皮肤感染、中耳炎、支气管、脱水、脑炎、小脑炎、肺炎、出血性水痘、中风、心肌炎、肝炎、肾炎、眼角膜炎、死亡
猩红热	
病因	链球菌
潜伏期	2 ~ 5 天
致病途径	口鼻接触、飞沫传染
发热	第 2 天出疹
疹子及症状	• 疹子于腹部最先出现约 24 小时向全身扩散，于口腔及软颚部会出现红斑疹。 • 可伴有高热、喉咙肿痛、草莓舌。约 1 星期病程，疹子消失后会有脱皮现象
并发症	• 中耳炎、风湿性心脏病、急性肾丝球肾炎、类风湿关节炎、败血症、死亡

荨麻疹	
病因	过敏
潜伏期	实时－数天
致病途径	进食、接触、感染
发热	无关系
疹子及症状	• 初期是红色的肿胀块，2～3天后会变成紫淀色 • 疹块大小不等，小的如针头，大的直径可达5～7.5厘米，可分布于身体任何一个角落，包括面部、嘴唇、手脚、身躯及头皮，形状变化多端，来时快，消失也快
并发症	• 大部分没有后遗症，慢性的则会逗留超过6星期，甚至数月 • 严重的，可能会伴有气管收缩、呼吸困难、心跳加速、血压低、出冷汗、昏迷、休克，甚至死亡

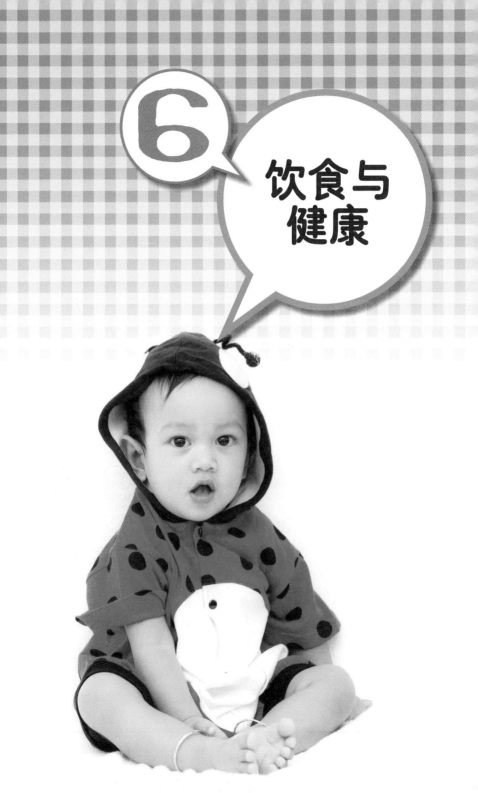

6

饮食与
健康

饮食与健康

太甜

具有甜味的食物来自简单的碳水化合物，包括了葡萄糖、果糖、蔗糖等糖类。水果、蔬菜和坚果等含天然糖，如果糖及蔗糖；而加工食品如糖果和汽水，一般都是合成的精制糖。虽然简单的碳水化合物容易被分解和吸收，能快速地为身体提供热量，但人体是毋须由合成的糖类来维持健康，所以最理想就是给予婴幼儿天然糖类。

吃得太甜影响婴幼儿

无论是天然糖或合成糖，若进食过多或吃得太甜，便会影响婴幼儿的成长和健康，从而造成多种危害，如：

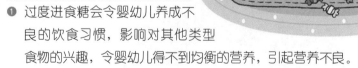

❶ 过度进食糖会令婴幼儿养成不良的饮食习惯，影响对其他类型食物的兴趣，令婴幼儿得不到均衡的营养，引起营养不良。

❷ 糖进食过多会消耗体内的钙和维生素 B_1，降低婴幼儿的抗病能力，从而增加了患病机会。

❸ 过度吃糖会为口腔内的乳酸菌提供有利的活动条件，便于它们把糖发酵而产生酸，而酸又促进龋病的形成。

因此，父母要正确掌握好婴幼儿从小开始摄取的糖"类"与糖"量"。

太咸

高盐（钠）饮食会使口腔唾液分泌减少，同时会杀死上呼吸道的正常寄生细菌群，并抑制黏膜上皮细胞的繁殖，结果导致抗病能力减弱。同时，吃得过咸会影响儿童对锌的吸收，导致孩子缺锌。

吃得太咸对人的健康非常有害，容易引起心血管疾病。现今社会都在提倡吃得清淡，这对处于生长期的孩子来说很重要，过咸食物导致血压增高，还会加重心脏的负担，引起水肿和充血性心力衰竭。

当婴儿渐渐成长，可适当吃些咸食，但建议使用"餐时加盐"的方法，在烹调和起锅时少加盐或不加盐，食用时才加。

研究发现，钙与钠在肾小管内的吸收过程中产生竞争，钠摄入量高时，人体就会减少对钙的吸收，所以婴幼儿的盐摄取量越少越好。因此，爱吃咸食的家庭便要严格控制婴儿饮食中食盐的摄取，以保证婴儿体内钙的吸收利用。

孩子的口味与父母有很大关系，如果父母喜欢吃较咸的食品，则孩子在饮食中的盐含量也会有所增多。所以一般三餐主食都以低盐烹调，而且要避免选择过咸的零食。

味精

味精的化学名称是谷氨酸钠（Monosodium Glutamate，简称MSG），是谷氨酸盐的一种。这种物质是制造蛋白质不可缺少的成分，有助体内新陈代谢。在天然食品之中，许多都含有谷氨酸盐，例如西红柿、芝士、蘑菇等。而市面上销售的味精是提炼出来的，以浓缩"纯"度形式使用。天然与人造味精都是消化后进入体内进行正常的生化作用，制造热量。但人造味精对人体是否无害、长期天天食用味精的调味食物或含味精的加工食品是否安全，目前还有许多问题是科学未能引证的。

有些婴儿胃口不好，部分父母可能会尝试在烹调食物时放点味精，令

婴儿食用食物不宜放味精，尤其是对偏食、厌食、胃口不佳的婴儿更应注意。在日常的膳食中，应让婴儿多吃多元化、多色彩的天然美食，尽量避免摄取含人造味精的食物。

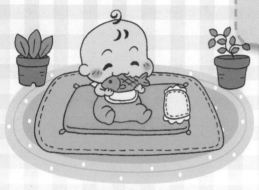

味道更鲜美，以提高孩子的食欲，其实这种做法会适得其反。因为当人体摄取大量谷氨酸钠，能使血液中的锌变成氨酸锌，从尿中排出，造成急性锌缺乏。锌是人体必需的微量元素，婴儿缺锌更会引致食欲不振、发育不良。

味精的来源

味精的来源主要有三方面：

❶ 出外进食：几乎所有食店都使用味精调制食品和汤水。

❷ 家中厨房调味品：平日在家煮食时使用的豉油、蚝油、鸡精、番茄汁等调味料，不少也含有味精。

❸ 加工食品：各类咸味零食（例如薯片、饼干）和部分罐头食品（例如鸡汤、火腿）都可能含有味精。

只要留意以上的味精来源，便容易控制进食味精的分量，尤其是婴幼儿，以及对味精敏感的人士（包括哮喘病患儿），只要少外出吃饭、少食用加工食品、选择味精少的调味品等，便可避免。

油炸

　　婴儿的肠胃消化能力较弱，还没有完全发育成熟，在烹调上应该采取蒸、煮、烩等方法，尽量少煎、少炸，同时亦应注意少放调味品。菜式色泽尽量做到红、白、绿、黄相映，口味要尽量清淡，以少甜和少咸来合理配合，使婴儿吃时有滋味。

油炸食品不宜多吃

　　油炸食品虽又香又脆，如炸薯片、炸薯条孩子特别爱吃，但是从健康的角度来考虑，这些食品不宜多吃，因为：

---

❶ 油炸食品不容易消化，多吃容易得胃病。另外，油脂在高温下会产生一种叫"丙烯酸"的物质，这种物质很难消化。多吃油炸食物的孩子会感到胸口发闷发胀，甚至恶心、呕吐，或者消化不良。

❷ 食物油炸之前通常先要裹上一层面粉浆。在高温下，面粉中的维生素 B_1 全被破坏，所以长期吃油炸食品可能会缺乏维生素 B_1。

❸ 油在高温下反复使用会产生一种致癌物质，不少家庭习惯把炸过食品的油存放起来，反复使用，这种做法对身体是非常有害的。

❹ 油炸食品热量高、营养低，对食物中的维生素破坏较多，容易导致小儿肥胖症。按照建议，一天膳食中由脂肪提供的热量应该占全天总热量的 25% ～ 30%。但是经常吃油炸食品的小孩，每天由脂肪提供的热量明显超过指标，因此很容易导致肥胖。

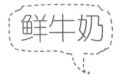

鲜牛奶

　　对于1岁以下的婴儿，是不建议给他们喝鲜牛奶的。因为，鲜牛奶未能提供婴儿所需的维生素E、铁及必需脂肪酸。相反，鲜牛奶会让婴儿得到太多蛋白质、钠、钾，以致消化不良，增加婴儿尚未成熟的消化系统的负担。此外，牛奶的蛋白质和脂肪，对婴儿来说是较难消化和吸收的。

不喝牛奶是一般对牛奶过敏的主要治理方法，而大多数孩子在3岁过后便很少有牛奶过敏的问题。如果对牛奶有不耐症或过敏，豆奶亦是一个好选择，家长可以询问家庭医生或注册营养师。

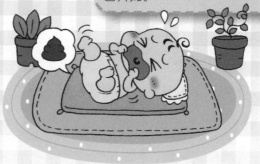

牛奶过敏是儿童中最常见的食物过敏之一。牛奶过敏是指人体的免疫系统对牛奶及含奶产品的异常反应，通常在喝牛奶后数分钟至数小时发生的，症状包括腹部疼痛，或恶心、呕吐，或腹泻。如果过敏严重的话，牛奶过敏可引起过敏性休克。

但是有些婴幼儿喝鲜牛奶后有腹胀及腹泻，他们可能并不是对牛奶过敏，而是乳糖不耐受症。导致乳糖不耐受症的原因是小肠没有足够的乳糖酶，因此无法消化牛奶中的乳糖。

零食

吃零食通常被视为坏习惯，因零食给人的印象往往是不健康。其实，在一日三餐均衡的饭菜外，加上一点零食（或称茶点）来松弛神经，补充一些身体必需的营养素，尤其是矿物质和多种维生素，是有利于膳食平衡的理想安排。

一般父母担心孩子是否吃得足够，有时为了满足他们的要求，随便给予零食但忽略了零食的营养价值。当然人体所需要的营养物质，主要通过一日三餐获得，零食只能是一种补充，因此不能无节制地进食。

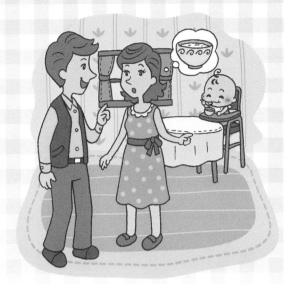

吃零食的原则

原则 1：不要让零食为主食

人体消化系统的工作是有规律的。当进食达到一定数量，胃部便会向大脑发出信号，呈现饱足感。一段时间后（2～4小时），胃里的食物基本排空，胃肠就要加快蠕动，胃液、肠液和胆汁就要加快分泌，这就给大脑发出饥饿的信号。此时，我们就需要进食。

但若孩子对零食不离口，他们的胃里不断有食物进入，总不能被排空。这样，在吃正餐时，他们就会缺乏食欲，吃得很少、甚至根本就不吃。由于正餐进食太少，很快又会出现饥饿感，他们就要再吃零食。久而久之，人体消化系统正常的工作规律被破坏，消化功能紊乱，必然会影响他们的身体健康。

原则 2：合理安排吃零食的时间

在两餐之间、离正餐时间差不多2个小时（如上午9、10时和下午3、4时）的时候是理想的零食时间。由于婴幼儿代谢比较快，在这些时间可能会出现轻微的饥饿感。如果能够让他们适量地吃些零食，便能防止饥饿并增加营养素的摄取，而不会影响正餐进食的情况。

原则3：选择有营养的食品

要选择含有丰富营养素、低糖、低热量、高膳食纤维的食品作为零食，如水果、豆奶类制品、高纤维饼干等。糖果、甜食、冷饮中含有大量糖分、具有饱腹感，但欠缺纤维及其他营养素，不但妨碍婴幼儿正餐时的食欲，而且容易引起肥胖。

各种薯片、话梅干等食品营养价值比较低，不宜长期作儿童的零食。另外，许多食品中添加了各种添加剂、色素、乳化剂、抗氧化剂等，它们对于身体功能尚未发展健全的婴幼儿会造成很大负担。

花生营养丰富，但建议3岁前不要喂婴幼儿进食含花生的食物。有研究发现，母亲吃花生后2～6小时后分泌的乳汁，含有两种主要的花生蛋白质。花生蛋白质能通过母亲的饮食进入母乳，所以母乳喂养的婴幼儿可能通过母乳接触到，有机会增加食物过敏的机会。

尽管不是所有接触过花生的婴幼儿都发生过敏，但花生过敏对婴幼儿仍十分危险。研究指出，有花生过敏家族史的妇女，用母乳哺育婴儿时应该放弃进食花生。轻微的花生过敏会引起麻疹或皮肤瘙痒，在极端情况下引起过敏性反应，会引致咽喉肿胀、呼吸困难、血压降低到危险水平。

任何一种食物，即使营养价值很高，也不要食用过量，人体吸收是有限的，过多会成为身体的负担。

应该在长大一点后才给他们食用花生，而且一定要将花生弄碎，以防进入气管。另外，由于花生富含脂肪，最好不要多食用。

特别水果

　　吃水果能促进食欲，帮助消化，对幼儿生长发育有益，最好是每天饭后吃适量水果。水果首选致敏机会较低的苹果茸，待婴儿年长些再吃橙。没长牙的孩子可喂食香蕉、苹果等水果的果肉，长了牙后可以将水果切成小块食用。

　　婴幼儿吃水果最好安排在喂奶或进餐后，因为水果含糖比较多，奶前或餐前食用会影响正餐进食量。

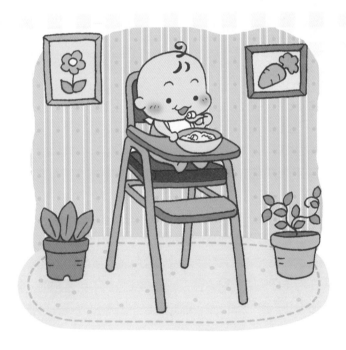

1岁以下婴儿吃水果方法

有以下几种方法：

挖果茸	4～5月大的婴儿可吃果茸。先将水果洗净，然后用小匙刮成茸。最好随吃随刮，以免氧化变色，也可避免污染。
煮水果	将水果用刀切成小块，放入沸水中，盖上锅盖，煮3～5分钟即可。
喝新鲜果汁	选择新鲜、成熟的水果，如苹果、梨等，用水洗净后去掉果皮，把果肉切成小块，然后用汤匙背挤压果汁，或用榨汁机取果汁。
切成小块	带核的水果，如桃、杏、李、葡萄，最好去核，煮成果羹饮用，不宜随意整个吃。如果家长能做到去皮去核，而又保证卫生的话，亦可切成小块生食。

为婴儿添加水果辅食时，要遵循"由少到多，由简到繁"的原则，建议家长给婴儿喂食最常见的水果，如香蕉、苹果等，不要给孩子挑选稀有的、少见的进口水果，这样有助于减少过敏的机会。

过敏体质的婴幼儿在初次和第二次尝试没有吃过的水果时，要特别小心，最好先给孩子少量试吃，然后观察2小时内是否出现皮疹。若不放心，可再观察3天，是否出现延迟性的其他过敏症状。如果无过敏发生，就表示孩子对该种水果不会产生过敏，以后就可放心吃了。

时令水果在自然环境中成熟，营养成分损失少，不用催熟剂，储存时也不用过多防腐剂，食用更放心。因此家长尽量不要给孩子吃非时令的水果。

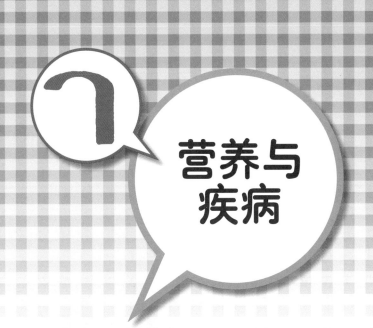

营养与疾病

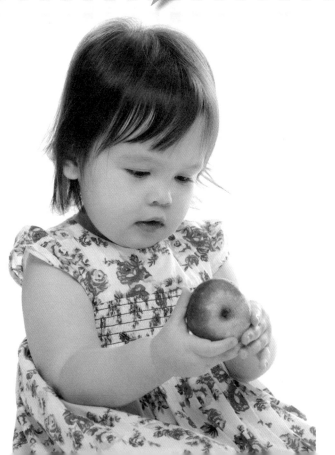

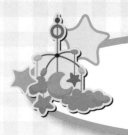

肥胖症

如果体重比同年龄、同性别、同身高的孩子超过某些程度时，就称为"肥胖症"，这是新时期的"非传染病"，上升趋势不断持续。从1970年代开始，全球胖童数量已有超过4倍的增幅，尤以中小学生为高危，占15%～30%。香港特区卫生署2010年公布的数据亦显示，香港特区3～5岁幼童有17%属超重或肥胖。

肥胖症可引起的各种医学、心理及公共卫生问题，不胜枚举，延迟处理会引致身心受损，甚至会赔上性命。这疾病与营养息息相关，要解决这棘手难事，必须从饮食文化与营养开始。

肥胖症可能引起的问题

童年期肥胖的最大害处是不断"成人化"，于长大后更加容易造成过食性肥胖，而患上糖尿病、高血压、冠心病的风险非常大。数据显示，中等肥胖者发展为糖尿病的概率为一般人的2倍，而严重肥胖者则高达5～10倍。此外，肥胖会容易引致呼吸道感染及睡眠窒息症，因此英年早逝的概率亦比一般人高2倍。其他系统的问题甚广，不单引致疾病，亦影响日常生活和出现心理困扰，对社会及医疗系统造成的负担日益严重，参考下表。

疾病	心脏及心血管（心脏病、冠心病、高血压、中风） 呼吸道（伤风、感冒、哮喘、肺炎、中耳炎、鼻窦炎、睡眠窒息症） 内分泌（高血脂、糖尿病、月经失调、痤疮、女孩性早熟、男孩性发育迟缓） 骨骼（退化性关节炎、脊柱侧弯、O型腿、髋关节脱位） 器官（脂肪肝、痛风、肾病） 癌症（肠癌、胆囊癌）
生活	举止行动受到困扰，穿鞋袜、上下楼梯，甚至上厕所都会出现问题 学习困难（因疾病、睡眠窒息症及心理影响）
心理	成为同学取笑的对象 自尊心会受损，变得孤立、离群，甚至会引致行为偏差、缺乏自信和出现自杀倾向
公共卫生	增加医疗系统负担 增加个人医疗开支

肥胖的成因

肥胖的主要原因是热量"吸取"及"消耗"不平衡。遗传基因可能容易引致肥胖，如父母或家庭成员都是肥胖或患高血脂、糖尿病、高血压等，孩子肥胖的机会更大，但只要在进食和热量消耗间取得平衡，肥胖症便不容易发生。

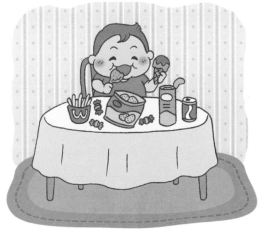

热量吸取过量原因

- 缺乏正确观念，误以为"食得是福"，不断喂哺到"肥嘟嘟"。
- 有些父母因育儿经验不足，每当听到新生婴儿哭闹，不管什么原因，都会给婴儿喂奶，因而干扰大脑早期营养程序编制，养成后天"贪食"的习惯。
- 有些父母因没有足够知识，错误选择了高热量、低营养值食物。
- 有些因经济因素，只能选择高热量食物来填肚，所以不少贫穷家庭的婴幼儿也会肥胖。
- 很多父母常常带孩子外出用膳，容易吃了不少高热量、高糖、高盐及高脂肪的垃圾食物。
- 以零食作为奖赏、以进食作为舒缓学习压力和安抚工具，令孩子吃得过量。
- 错误以为奶类食品饮得越多越好，每天摄取的营养过量，扰乱正餐规律，更令子女"越食越肥"。
- 超市及快餐店林立，令孩子容易购买巧克力、薯片、糖果等不健康食物；学校小卖部亦以商业利益挂帅，供应这些食物为主。
- 食物广告泛滥，令孩子对不健康食物趋之若鹜。中国香港特区卫生署的调查显示，香港 2～5 岁儿童中，多达 70% 每天饮汽水，当中至少 14% 每日饮 1 杯，13% 每日至少吃 1 次薯片、糖果、饼干等零食，即使吃正餐，13% 每周有 3～5 次会吃煎炸食品。
- 家庭生活习惯不理想，父母自己也是爱吃零食、不吃早餐也会容易引致肥胖。

热量消耗不足原因

- 少步行，过分依赖交通工具。
- 懒于运动，只喜欢逗留于有空调的地方。
- 沉醉于电脑和电视，同时亦进食零食。
- 父母自己都不喜爱运动，是极失败的身教。

- 父母很忙，有些则懒于带孩子去运动或到公园。
- 学校的体育课不足。
- 功课过多及压力大，令孩子没有时间做运动。
- 一些儿童肢体伤残令活动减少，引致热量消耗不足。

判断孩子有否肥胖症

肥胖症是指体内脂肪组织过多，但这并不等同于过重。要决定孩子是否真正肥胖，需要综观多个因素，其中最重要的包括体重、身高、脂肪厚度和分布，以及孩子出生时的体重和身长。

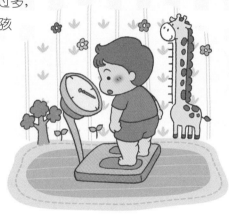

成年人惯用"身体质量指数 Body Mass Index（BMI）"来评定肥胖程度，因这指数被证实与身体的脂肪及肥胖的并发症有直接关系。

计算身体质量指数 Body Mass Index，BMI 方法：
① 量身高 [赤脚，以米（m）为单位]
② 量体重 [脱衣服，净重以千克（kg）为单位]
③ 计算：BMI= 净体重（kg）÷ 身高（m）÷ 身高（m）
例如：
5 岁男孩净体重 25 kg，身高 1.1m
BMI=25÷1.1÷1.1=20.66

身体质量指数依据孩子不同年龄、性别和发育期而有所分别。

例如对 20 岁青年 BMI 20.66 是偏瘦，但对 5 岁男孩来说已是肥胖了（>95%）。因此，参考孩子的 BMI 时必须与同年龄及同性别作比较及修正。以上述个案为例，须采用男性 BMI 图表，在孩子的年纪位置向上划一纵线，在 BMI 值划一横线，两线相交处便是 BMI 比率值（%）。

一般而言，如超过 85% 为"超重"，超过 95% 为"肥胖"，超过99% 需作深入检查。医生除了以这指数作为其中一个参考因素，同时

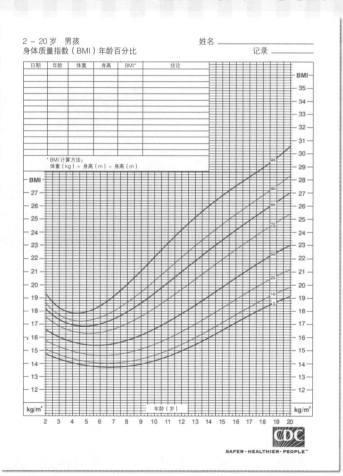

也会询问父母和家族成员的体重、身高、身型和在儿时的发育模式，随后需作全身检查、量血压、测皮下脂肪，甚而检查血脂、血糖和内分泌激素。

　　此外，医生亦要评估患者有没有其他系统的疾病和并发症，然后决定孩子是否肥胖及提议处理方案。因此如父母认为孩子需减肥前，必须请教医生。

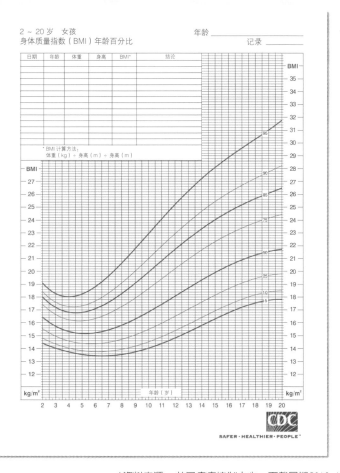

（资料来源：美国疾病控制中心；下载日期2010.10.20）

治疗肥胖症

处理肥胖症其实是很漫长的工作，必须父母及家庭成员（特别是长者）、肥胖儿童、医护人员、政府机构、营养师、运动老师及学校一同通力合作才成。

当然，治疗方案要因人而异，必须考虑各人的意见，改变生活及饮食模式，鼓励孩子多作健康运动，同时处理伴随的并发症。家长也须学习正确的营养知识，不断给予孩子精神上支持，但切忌操之过急，成效才能逐渐显现。药物治疗及手术治疗只适用于特殊个案，一般只需进食得宜及运动适量便可达标，父母可参考下列原则，如有困难，应请教医生及营养师。

进食及营养指导
切忌操之过急及过激，须因应孩子的能力和兴趣，按部就班，否则肥胖童不会合作，以致功败垂成。
身教重于言教，父母及家庭成员必须以身作则，注意健康饮食。
同时引入健康生活模式和运动，才会有长远成果。
制定可达到的短期目标，多加鼓励及支持；如老师及孩子的偶像或长辈能作鼓励，更会水到渠成。
婴儿期 • 鼓励母乳喂哺。 • 按需喂哺，教导父母认清哭闹原因、肚饿及肚饱信号，不要强行喂食。 • 减少随意给予果汁或较甜食品，以及添加防腐剂、色素等精制食品。 • 尽量 6 个月大后才引入固体食物。 • 6～9 个月大时引进蔬菜，孩子长大后较容易接受蔬菜。

儿童期

- 1岁时开始进行健康饮食教育，饮食要定时，食物分量要适中。
- 1～2岁时逐步断奶，减少奶粉，尤其是含高蛋白及高脂肪。
- 1岁可用全脂奶，肥胖童在2岁后采用低脂奶。
- 鼓励1～2岁孩童采用杯喝奶，不要再用奶瓶吮吸。
- 早餐不可缺，鼓励吃不同食物，以免偏食。
- 如孩子常嚷着肚饿，可随意给蔬菜，亦可给予适量低热量水果来充饥。

家庭

- 由父母决定给予什么食物及什么分量，不要任孩子决定。
- 食物分量要适中，吃鱼过多也会引致肥胖。
- 多吃蔬果，尤其是合时令的新鲜蔬果。
- 鼓励进食高钙、高纤、含足够微量元素食品，如全谷类食品，但仍要注重食物总分量。
- 应选用瘦肉、鱼、家禽、豆类作蛋白质。
- 忌以食物作鼓励、安抚或补偿用具。
- 口渴时，鼓励多饮白开水或低糖饮料，只偶尔给予汽水，果汁亦要适量。
- 家中忌存零食。
- 和孩子同桌吃饭进食时不要看电视或玩手机，以免分散孩子进食时的专注力。
- 教育孩子慢慢咀嚼，不要狼吞虎咽，吃得过饱。
- 不要强迫孩子，食够便应停止。
- 采用健康食物，少吃制成及腌制成品，包括香肠、火腿、午餐肉及罐头食品。
- 烹调方法减用煎炸，减少牛油、反式脂肪、酱油及调味品的使用。
- 用不同方法烹调，增加趣味性，孩子较大时，可令孩子于购买或准备食物的过程中投入，令孩子接受健康食品。
- 健康甜品：水果、低热量奶酪、芝麻糊、核桃糊、全麦曲奇。
- 要小心控制课间及放学后的零食，以免过量。
- 出外用餐限于每周一次，减少吃快餐。

学校

- 加强教导学生，使他们自觉地远离垃圾食物。
- 创造一个健康饮食环境，例如校内午餐需少肉、多菜及分量适中。
- 小卖部或售卖机不出售垃圾食品和饮料。
- 如情况许可，父母自备合适午餐及零食。

注：如有疑问，应请教医生及营养师作个别指引。

活动指导
每天 1 ~ 2 小时运动，持之以恒。
每周 1 次到郊外活动，亲近大自然，可到动物园或游乐园。
每周 2 ~ 3 次户外活动，可骑单车、散步、游泳。
鼓励参加球类运动，既可训练肌肉和体能，亦可训练斗志和团队精神。
在家中可玩抛球、豆袋、搭桥等活动，但需注意安全。
改变日常生活模式，多步行、走楼梯及散步，孩子会走路后少用婴儿车。
每天看电视或电脑不超过 1 小时，睡房内不设电视和电脑。
教育健康生活及运动习惯，应由 1 岁开始。
成功秘诀：父母以身作则，持之以恒，多加鼓励及支持，可邀请朋友作伴，有志者事竟成。
注：坚持运动不但可保持体重，亦有助减少高血压、高胆固醇、糖尿病、心脏病、关节痛、骨质疏松症、焦虑及抑郁症等。如有疑问，个别应请教医生及教练作指导。

　　如孩子患上肥胖症，必须及早面对及处理，避免并发症。父母应从孩子婴儿时期便留心孩子成长，以身作则，养成健康饮食模式和良好的运动习惯，及早预防肥胖症的出现，才是上策。最近研究显示，如怀孕期饮食得宜，可避免肥胖婴儿诞生，这是上策中的上策。

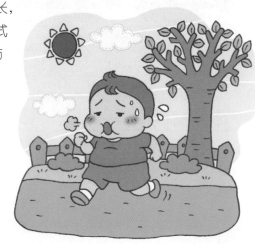

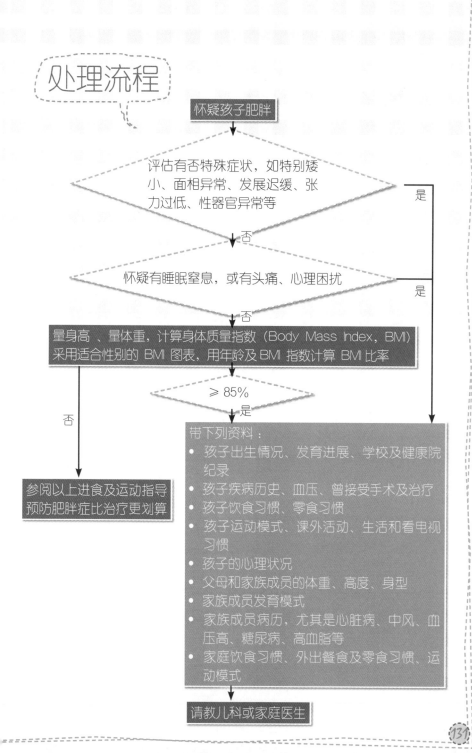

处理流程

怀疑孩子肥胖

评估有否特殊症状，如特别矮小、面相异常、发展迟缓、张力过低、性器官异常等 → 是

否

怀疑有睡眠窒息，或有头痛、心理困扰 → 是

否

量身高、量体重，计算身体质量指数（Body Mass Index, BMI）采用适合性别的 BMI 图表，用年龄及 BMI 指数计算 BMI 比率

≥ 85%

否 → 参阅以上进食及运动指导 预防肥胖症比治疗更划算

是

带下列资料：
- 孩子出生情况、发育进展、学校及健康院纪录
- 孩子疾病历史、血压、曾接受手术及治疗
- 孩子饮食习惯、零食习惯
- 孩子运动模式、课外活动、生活和看电视习惯
- 孩子的心理状况
- 父母和家族成员的体重、高度、身型
- 家族成员发育模式
- 家族成员病历，尤其是心脏病、中风、血压高、糖尿病、高血脂等
- 家庭饮食习惯、外出餐食及零食习惯、运动模式

请教儿科或家庭医生

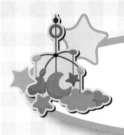

发育不良

孩子发育不全可引起不少问题，如属病理性的矮小更可引致脑部和心肺的成长，造成恶性循环，必须及早诊治。

要判断个别孩子是否太瘦、太矮，必须运用较客观的方法。医学界多采用"体重及高度生长曲线图"，让孩子跟相同年龄、性别和种族的孩子作比较。医生会分析孩子及父母数据，再计算出体重和高度的比例（即测量 BMI 值），并量度皮下脂肪，然后决定孩子是否太瘦，或有内分泌或慢性疾病，如有需要会抽血和照骨龄等进一步验查才作出诊断。因此，求诊时应备下列数据：

矮小会影响他们的心理发展，造成自卑，继而导致无心向学、行为偏差、情绪智商（EQ）低和就业困难，实在不容忽视。

- 孩子出生资料：体重、身长、头围、胎儿期的状况、脐带血甲状腺素水平
- 孩子生长数据：保健站和学校的定时测量、青春期发育开始年纪
- 孩子饮食数据：包括食物选择、分量、习惯、是否挑食等
- 孩子疾病数据：特别是长期和严重疾病
- 父母数据：现在高度、年幼发育有否延迟、青春期发育开始年纪

治疗方法则取决于成因，如有慢性疾病，必须先医治；如缺乏生长激素，注射治疗可令孩子增高到正常水平；如果缺乏性激素，则要补充性激素。切忌自己乱用激素和蛋白同化剂，否则会引起糖尿病、高血压、脑压高、水肿、胸发大、骨骼和关节问题。误用以上方法，虽然孩子在短期内会增高，但最终却会因发育提早停止而减低成年后的高度，得不偿失。因此，如要为孩子增高，就必须先请教医生。

早睡（婴儿 20 时前、幼儿 21 时 30 分前）至为重要，因为正常生长激素在睡眠时最活跃，尤其是 22 时至清晨 2 时。如孩子因坏习惯、玩计算机游戏或要做作业迟睡，便会耽误了最佳的发育期。负重运动对骨骼和躯干生长最重要，多些户外运动更会令孩子肌肉发展完善，摆脱瘦削的身型。

　　食物方面，只要均衡便可，最好能培养有规律和定时用餐的习惯，切忌让孩子吃大量补品，尤其要小心蜂王浆等含激素的食物，以免引致性早熟和矮小。不论年纪，成人或是婴幼儿都需要一定量的维生素和钙。话虽如此，其实只要有均衡的饮食，不拣饮择食，一般孩子是无须额外补充维生素和钙的。

　　如父母不补不安心的话，给予孩子服食一种综合性维生素剂也无妨，但须按照剂量服食。须知道孩子需要的是全面的均衡饮食，尽量采用天然食物，否则单单服食维生素是不会有任何成效的。

　　至于"健康成品"的功效，实难一言而蔽之，"卖花赞花香"乃必然定律，而事实上，大部分的成品只是普通食品而已，并无特殊疗效。只是因很多商人懂得包装、做广告和利用一般市民以为高价便是好的错误观念，令人难分真伪。此外，父母应请教医生了解商品的成分及价值，否则只会浪费金钱。

父母应该追求孩子的健康，而不是身材魁梧。要达到这个目标，最重要有三宝：早睡早起、适量运动和正常饮食。

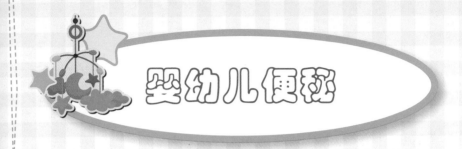

婴幼儿便秘

很多父母误以为婴幼儿每天都要有大便，隔两三天没排便就以为是便秘，其实这是错的。排便的习惯因人而异，不拘泥于大便次数，而是指大便干硬，有时引致排便困难、肛裂或脱肛。虽然大部分案例都是饮食失调或缺乏排便训练有关，但长期便秘更会令孩子容易食欲不振，影响发育；也容易产生痔疮，甚至肠癌，父母不容忽视。

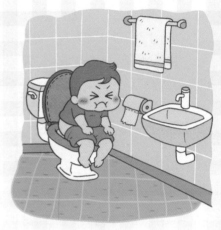

常见便秘的成因

常见便秘的成因可分为：

1. 饮食过少，因而余渣少，引致便秘。这常见于厌食期，或孩子沉醉于玩耍或忙于功课而忘食。

2. 饮食不均衡，多与偏食有关：
   - 水分不足，引致大便干硬，难被排出。
   - 高蛋白质，尤其是高蛋白奶粉及大量红肉，引致消化及溶解困难，大便干硬。
   - 纤维质如蔬果类不足，引致大便量少。
   - 纤维质太多，特别是没有相应增加水分，引致大便干硬、堵塞肠道。

- 煎炸高脂食物过量，引致消化及溶解困难。

❸ 生活习惯不良，没有养成良好的排便规律，排便难于畅顺。

❹ 运动不足，排便气力不足，尤其病后初愈时，情况更坏。

❺ 恶性循环：便秘引致肛裂，孩子因痛楚而忍大便，令问题更复杂。

❻ 长期服食泻剂或使用灌肠药，或过量使用止咳水，都会令肠道条件反射紊乱，肠壁肌肉乏力，功能失常而便秘。

❼ 精神刺激紧张，环境和生活习惯改变，也会引起便秘。

❽ 慢性疾病如甲状腺功能失调也会引起便秘，如孩子从婴儿时便开始，必须留心有否先天性巨结肠病。

❾ 父母处理流程：

- 母乳喂养可减少便秘。

- 平日留心孩子大便的特性和规律，大便是否干硬，有没有出血或脱肛。

- 做孩子的进食记录，也要保存药物史。

- 单纯性便秘可在家处理，防止便秘的根本是针对病源而改善，可参考下列方案：

原　因	处理方法
饮食不足	增加至正常食量
水分不足	多喝水、汤、果汁
食物配比不当	均衡营养
过量蛋白质	减少食用红肉，多食较易消化的鱼类
食大量钙化酪蛋白或奶粉	鼓励喂哺母乳，弃用高蛋白奶粉
食物中纤维素太少	多吃水果、蔬菜、糙米、麦片
大便不规律、肠道功能失常	训练天天按时大便的习惯
缺少体力活动	适量定时运动
常用泻剂或灌肠	减少依赖泻剂或灌肠

原　因	处理方法
服用止咳药或抗惊厥药	减少无谓药物
患慢性病	针对性治疗
肛裂	先治好肛裂
先天或后天肠胃病	针对性治疗
精神因素	针对性治疗

- 民间潮流兴起服活乳酸及益生菌，长期成效尚待研究，但无大副作用。
- 蜜糖可助排便，但不适宜用于 1 岁以下婴儿，可改用乳果糖。
- 训练定时排便习惯，养成良好反射性运动，最好在进食 30 分钟后进行，可由 3 个月以上婴儿开始。养成习惯后，不要随意改动时间。
- 留意如厕环境，不要让孩子分心。如用厕板，必须确保孩子双脚有正确承托（例如一张凳子），两脚悬空是很难排便的。
- 如非必要，不要采用泻药或灌肠，应跟随医生的指示。
- 如有严重腹痛、腹胀、呕吐、生长障碍及肛裂等症状，及早求诊。
- 预防便秘必须：
    - 均衡饮食
    - 每天最好吃 5 份蔬果（婴儿时可饮果汁，6 个月大可吃果茸）
    - 多吃高纤维食品（大麦谷、红薯、豆类）
    - 多饮水（1 岁以上每天 1 000 毫升，包括奶类饮料）
    - 适量运动（每天室外运动 30 分时～1 小时）
    - 不要过量食用奶粉（尤其是高蛋白）
    - 定时排便训练（婴儿期每天 1～2 次；幼儿期每天 1 次）
    - 正面鼓励入厕，尝试成功后给予赞扬

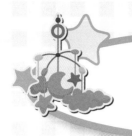

佝偻病

佝偻病是一种儿童骨骼疾病，主要是因长骨板块钙化故障造成，成因包括缺钙、缺磷、维生素 D 代谢障碍等，多出现于穷困地区或阳光不足的地方，亦容易出现于早产儿和长期单靠母乳喂哺的婴幼儿。极个别是由肾病、严重肠胃病或遗传基因变异引起。

患者骨骼中沉积的钙质不足，以至骨质密度不足，从而容易变形，变得个子矮小、手脚关节肿胀变形、O 形腿、鸡胸、肋骨串珠、前额突出、驼背、骨折或盆骨变形等。

父母必须小心，不能单凭一两个症状便误诊成佝偻病，必须检血、评估钙、磷、副甲状腺素、维生素 D、降钙素、碱性磷酸酶等有否异常，亦需检查肾脏功能，监测有否流失磷质。

骨骼变形若轻微，可于治疗数年后自然恢复，但严重的可能要动手术。治疗佝偻病一般需要钙片及维生素 D，但需在医生监察下进行，切忌误服。若每天服用钙量超过 2 500 毫克，则会引起便秘，增加肾脏负担，增加肾结石可能，影响其他矿物质的吸收（如铁、锌等微量矿物），造成人体内高钙血症，引致神志不清、无胃口、呕吐、腹泻、脱水、低血压、全身抽搐和心律紊乱等。长期会引致血管钙化，造成血管栓塞、中风和心脏病；亦会导致胆石症和肾结石、糖尿病或低血糖等。因此，父母切忌乱给孩子食钙片。

近年，佝偻病在西方国家有增加趋势，主要是孩子或父母怕晒、用防晒霜过多或太多时间在室内活动（看电视和计算机）等。预防佝偻病，每日只需进行30分钟左右的户外活动、食用含有维生素D的食物，如沙丁鱼、三文鱼、青鱼、牛奶等，还可口服维生素D补充剂等。

此外，孩子可多吃含钙食物，如乳类产品、奶酪、黄豆、沙丁鱼、银鱼、小鱼干、虾米、板豆腐、豆类、紫菜、芝麻、核桃、青豆、木瓜、加钙米及绿色蔬菜（菠菜除外）等。猪骨汤含钙不多，煮食时应剁开大骨，并加些醋，以利钙质流入汤中，如糖醋排骨这道菜就有助供应钙质。

除此以外，亦应避免食用制成饮品、巧克力及高脂肪食物，以免影响钙的吸收。对于怀孕的母亲，应推荐产前口服维生素并做适当营养咨询。若有特殊情况，如不能接触阳光、患牛奶过敏、肾病、骨折、过度挑食或肥胖等，则须个别请教医生应否补钙。

面青与贫血

贫血是很常见的疾病，尤见于 6 个月婴儿至 6 岁孩子，但父母必须知道很多时候孩子"面青青"可能只是先天面色较白而已，治疗前必须请医生检查、甚至验血确诊。

贫血的影响

急性贫血发病时，孩子"面青青"、烦躁不安、出冷汗、心跳快，可能亦有呕吐、便血、瘀斑和小便呈红茶色。轻度贫血可无病征，有些孩子的唇黏膜、眼黏膜、指甲床及手掌会呈现较青白。严重者会感全身无力、食欲不振、烦躁不安、小量运动后也引致气促和晕眩。急性失血会引致血压低、休克、心肺衰竭，甚至死亡；长期慢性贫血会引致发育迟缓、反应能力慢、学习能力下降、抵抗力减弱。

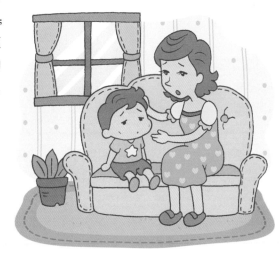

导致贫血因素

- 缺铁性贫血：多发于 6 个月以后至 3 岁，高危因素包括：早产儿、偏食、断奶期营养安排欠妥善、长期单靠母乳喂哺。
- 维生素 B_{12} 缺乏：婴幼儿期较少见。
- 失血：胃出血、长期肛裂或痔疮出血。
- 溶血：蚕豆病、地中海贫血。
- 造血障碍：骨髓疾病、铅中毒、白血病。

　　急性失血及溶血是高危问题，父母必须提高警觉。病发时，父母应保持冷静，留心孩子病征，评估严重性及探讨成因。如怀疑新生婴儿贫血应及早求医。如发现有下列危险病征，父母应立即到急诊室求诊：

- 严重外伤、头伤或骨折
- 怀疑内脏出血
- 呕鲜血
- 大便大量出鲜血
- 黑芝麻糊样或黑加仑色大便
- 红茶色小便（溶血）
- 血压低、休克
- 发高热（≥ 40℃）
- 病重

　　如有慢性贫血可先求诊，医生可能会给患者验血，检查血红蛋白（血色素）及铁水平，评估严重性及探讨成因。如需服药（铁质、维生素 B_{12}、叶酸），必须跟随医生指示，误服会引致急性铁中毒、呕吐、腹泻及休克。情况严重时，须入院接受输血治疗。

　　常言"预防胜于治疗"，父母应在怀孕期保持足够营养、做好安胎工作，减少诞下早产儿的机会。必须定时检查孩子的饮食习惯、有没有缺乏营养、有否进食红肉、蔬菜及含铁类质食物等；同时不要乱服药物和食物，特别是蚕豆病患者，也不应让孩子接触油漆、电池，以防铅中毒。如有肠胃疾病、长期病患或发育迟缓的，应及早求医，做常规检血，及早治疗。

"面青青"只是一种现象，未必是贫血，必须先请医生研究清楚成因，切忌自行服补血药，否则会延误诊治。要预防缺铁性贫血，应从饮食着手。

十大含高铁质食物	
红肉	软体动物（蚝、蚬、扇贝）
鸡蛋黄	火鸡
深绿叶蔬菜（菠菜）	青豆、扁豆、黄豆
干果（葡萄干、西梅干）	动物肝
富铁谷物和糊	朝鲜蓟

缺锌症

锌是人体生长及发育必需的微量元素，参与超过身体器官内 100 种酶的组成，构成体内重要载体及电子传递系统，参与激素和维生素的合成，调控自由基水平，维持人体正常营养状态和生理功能，对免疫系统、肝肾及肠胃等器官的健康发育，及孩子的身高都有举足轻重的作用。

婴儿每天约需要 5 毫克，10 岁前需要 10 毫克。锌缺乏多见于发展素食者、严重肠胃或肝病患者、孕妇及不足月婴儿等，有些遗传病也会引致锌缺乏。

轻微缺锌会引致食欲不振、精神差、嗜睡、易感染和发育迟缓。严重缺锌会导致不同疾病，包括发育停滞、垂体生长激素减低而引起发育、骨骼发育障碍、生殖器及第二性征发育不全，甚至形成侏儒症。缺锌会引起消化功能紊乱、味蕾细胞更新缓慢，导致味觉及嗅觉失调、食欲下降，厌食、异食、腹泻等。缺锌亦会使胸腺、脾功能降低或萎缩、T 细胞功能及免疫功能降低，因而易发感染，亦引致毛发脱发、伤口及组织修复缺陷等。此外，尚有夜盲症、肠病性皮炎、心肌损害、肝硬化、严重腹泻等。

治疗之前，必须检查血锌水平。如需补充，可以饮食补充治疗，亦可口服锌制剂。但父母必须跟随医生指示，过量进食锌（每天 100 ~ 300 毫克）也会引致中毒。如超过 2 克会引起作呕、作闷、腹痛、腹泻、全身抽搐。长期高剂量进食却会导致无精打采、贫血、缺铜、神经炎等。

预防方面，应均衡饮食，多吃含锌量丰富的动物性食品，如肝脏、瘦肉、鱼等；素食者、早产儿、严重肠胃及肝病患者、遗传基因变异者，应请教医生及营养师。

锌的主要食物来源包括：肉、鸡蛋、果仁、芝士、蚝等海鲜、牛奶、麦片和加锌辅食品等。

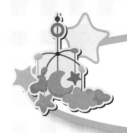

牙齿与营养

美白整齐的牙齿能增进孩子外观美丽,从而建立自信;此外,整齐的牙齿有助正确的发音,也是良好咀嚼和消化的必备条件。如因蛀蚀或创伤失去了牙齿,这不单是外观的缺陷,除了引致痛楚和消化功能失调,甚至影响心理,故牙齿的健康不容忽视。

很多父母误会出牙迟是因为缺钙,其实是错的,一般乳齿发育于 4 ~ 15 个月。虽然很多孩子在 5 ~ 7 个月长出第一颗牙,但出牙的时间表因人而异,故此 1 岁的孩子还没有长出牙齿也不稀奇,父母无须过虑。

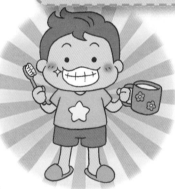

影响孩子出牙快慢主要是遗传基因和个人体质,钙质多寡只会影响牙齿坚固程度,不影响出牙的时间,因此婴儿期多喝钙水是于事无补的。在落后地区有营养不良而引致出牙迟缓的现象,但多伴有矮小、发育迟缓、皮肤及毛发粗糙、腹胀水肿、精神萎靡等症状。

孩子长出臼齿了,却还未长出犬齿,也是绝对正常的。很多父母误以为出牙是由中间顺序的,其实这是不对的。大部分孩子先出两只下门牙,其后在 1 岁前出 4 只上前齿。1 岁后才出下外门牙和臼齿,然后才出犬齿,最后 4 只牙齿在 24 ~ 36 个月内出完。然而,这次序也是因人而异的,不按顺序出牙也是正常的。

出牙迟并不意味着缺钙、坏牙并不等于营养不良。牙齿与食物和营养却是息息相关,比如:

蛀牙 乳齿表面结构较脆，容易被微菌破坏，这多与食物、卫生和喂哺习惯有关，高危因素包括：

进食糖果、喝含糖饮料，会增加口腔内碳水化合物，为细菌繁殖增加不少能量；

没有早晚刷牙的习惯；

含着奶瓶睡觉，晚间睡觉时任由婴儿一面吮吸奶一面入睡，会引致口腔内充满了奶水而未完全吞咽下去，睡着后，口腔内唾液分泌也会减少，在这种环境内，残渣与细菌会产生发酵作用，制造酸性物。久而久之会破坏牙齿表面，继而侵入牙基质深部，引致上门牙及下臼齿蛀蚀，称为"奶瓶性蛀牙"。

牙渍 很多父母以为孩子服用四环素牙齿便会变色，其实是错的，因为四环素被吸收后是不会影响乳齿，但会引致恒齿变色；但如果母亲怀孕期进食四环素，则会导致婴儿期牙齿又灰又蓝。其实孩子牙齿的颜色是由很多因素引起的，父母应特别留意孩子的食物，如进食过多果糖、糖浆、铁质或人工色素的食物、饮料，都会引致牙齿外面产生黑点，要小心盒装饮品！

磨牙 严重的磨牙会伤害牙齿牙釉质而引致蛀牙，因此是不容忽视的。磨牙主因是大脑皮质过分活跃，在睡眠时任何干扰也会引起磨牙，常见因素包括发噩梦、亢奋、睡眠窒息、鼻塞、肠胃不适、饮食过量和便秘等，但生虫并不是主因。

白斑
（氟斑牙 fluorosis） 这是因牙齿发育时暴露在高浓度的氟化物中，导致牙齿牙釉质形成过程受阻所造成。孩子牙齿的牙釉质上会有小的白色条纹或斑点，严重时会有棕色的条纹，珐琅质会变得粗糙。这些条纹是永久性的，而且会随时间而加深，孩子亦因而有双倍蛀牙的风险。

保护牙齿健康应从怀孕期开始，忌进食四环素，要饮食均衡，摄取足够的维生素 D 和钙质。婴儿期的口腔健康是很重要的，按摩牙龈是从出牙前开始。出牙后要早晚清洁牙齿，3 岁前须养成良好的刷牙习惯。

饮食必须均衡，含足够钙质，忌贪食糖果、酸性及煎炸食物。应多喝清水，饮果汁要适量，可稀释或和其他食物一同进食，以免摄取过量酸性饮料。睡时切忌含奶瓶，孩子亦应在 3 岁前戒掉奶瓶。如必须喝糖浆或药水，之后用清水漱口。做剧烈运动时，须采取适当安全预防措施，以免伤及牙齿，增加蛀牙风险。此外，孩子出牙后，应每 6 ～ 12 个月做定期牙齿保健检查。

多吃鱼肝油

鱼肝油是一种从海洋鱼类肝脏中提取的油，通常被加工成为营养品或者药品，内含大量 ω-3 脂肪酸 (Omega-3 fatty acids)，包括 EPA、DHA，亦可能加入了人体所需的维生素 A、维生素 D、维生素 E、维生素 K，甚至铁和钙。

对孩子而言，鱼肝油对大脑发育、视力健康、情绪控制、专注力、肢体协调和学习都有裨益。孕妇进食足够鱼肝油，发现有助于婴儿脑部发育。

ω-3 脂肪酸是脑部细胞重要组成元素之一，主要协助维持体内正常免疫系统机能、体内激素的合成、调节血压和血脂、抑制疼痛和发炎、控制腺的组成与分泌、调节肌肉与神经机能、影响细胞机能和提供各器官所需能量基质，因此被发现可减低血脂、减少患上心脏病和中风的概率，亦有助减少抑郁症、类风湿关节炎、糖尿病等得病率。

孩子可通过吃海鱼摄取 ω-3 脂肪酸，例如鳕鱼、鲐鱼、金枪鱼（吞拿）、三文鱼、鲟鱼、鲻鱼、竹荚鱼、凤尾鱼、沙丁鱼、鳟鱼和鲱鱼。此外，孩子还可以进食提炼的鱼肝油作补充。

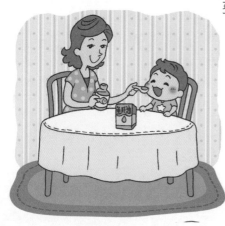

ω-3 脂肪酸是身体必需的营养元素，是不可缺少的。如进食适量，是十分安全的，但吃得过多则可能会发生中毒现象，可能导致的副作用包括口臭、胃灼热、流鼻血、血液凝结困难。此外，有些孩子对鱼肝油有过敏反应。

进食指导

1. 摄取 ω−3 脂肪酸指引：
   - 给予孩子天然食物，可选鳕鱼、金枪鱼、三文鱼等。
   - 留意鱼的来源地，减少水银和污染物。
   - 每周进食鱼类不超过 3 次。

2. 给予孩子所需要的维生素：
   - 最好方法是均衡的天然饮食。
   - 各式各样的动物肝脏、鱼类、水果、蔬菜、乳制品、豆类和全谷物食品。

3. 如需补充，选择鱼肝油指示：
   - 需挑选质量好、纯度高、可靠的公司。
   - 细阅标签，选少糖、少添加剂、少防腐剂的。
   - 遵医嘱，不要服食过量。
   - 如有需要调整，请教医护人员或营养师。

   一般市场出售的鱼肝油也包括脂溶性维生素 A、维生素 D、维生素 E、维生素 K，甚至铁和钙。如进食过量，也会引致不同的反应。

	来源	主要功能	需求量
维生素A	牛油、动物肝脏、奶、奶酪、蛋类、胡萝卜、木瓜、南瓜、甘薯	• 护眼明目 • 调节上皮细胞分化 • 促进骨骼、牙齿生长 • 改善毛发、皮肤	0～1岁：375单位 1～3岁：400单位
维生素D	鱼肝、鱼肝油、鱼卵、蛋黄、奶类、阳光	• 促进骨骼牙齿强壮 • 对防治结膜炎有益 • 可能增强防感染能力	0～1岁：300～400单位 1～3岁：400单位
维生素E	食用油、水果、蔬菜、谷类、黄豆、全麦、鸡蛋、杏仁、核桃、番薯	• 提高免疫 • 增促再生、减少衰老 • 预防脑中风及心脏病 • 改善末梢血液循环 • 改善伤口愈合	0～6月：3单位 6月～1岁：4单位 1～3岁：6单位
维生素K	肠道内细菌合成、蔬菜、奶酪、蛋黄、南瓜、小麦、鱼肝油、豆类	• 凝固血液 • 预防骨质疏松 • 预防内出血	0～6月：5微克 6月～1岁：10微克 1～3岁：15微克

缺乏症状	过量症状
• 夜盲、干眼症、弱视 • 呼吸道上皮组织病变 • 骨骼发育不良 • 痤疮、脓疱、粉刺生长 • 易感染、免疫失调	疲倦、多汗、恶心、呕吐、食欲不振、口溃疡、贫血、头疼、头颅内压增高、视线模糊、皮肤干燥、关节痛、毛发脱落、指甲易断、怀孕时过量会引致畸胎
• 佝偻病、软骨症 • 骨质疏松 • 龋病 • 肌肉痉挛 • 眼疾	消化不良、恶心、呕吐、食欲减退、腹泻、神经系统失调、肾功能不全、结石、尿频、电解质失衡、心肌及脉壁钙化、慢性器官及组织钙化、皮炎、眼痛
• 溶血性贫血（新生儿） • 身心功能衰退 • 视力衰退、白内障 • 肠胃不适、水肿	流血、血栓性静脉、肺栓塞、肌肉衰弱、疲劳、呕吐、腹泻
• 凝血障碍 • 出血症 • 慢性肠炎 • 平滑肌张力及收缩力减弱 • 激素代谢缺陷	副作用罕有，只发生在人工合成维生素K；高剂量可引起溶血症、黄疸、核黄疸

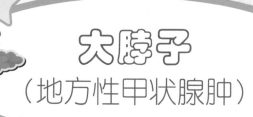

大脖子
（地方性甲状腺肿）

甲状腺位于我们颈部前面，主要功能是制造甲状腺激素，主要控制全身的新陈代谢、生长及智能发育。大脖子病学名是甲状腺肿，一般是与甲状腺疾病有关，可分为先天及后天两大类。先天甲状腺肿多是与甲状腺素代谢遗传基因变异有关，有部分是因为母亲患甲状腺病，或曾服食药物引起。后天的甲状腺肿多是与生理发育有关，常见于青春期女性。病理性甲状腺肿则多与碘缺乏、甲状腺发炎或垂体分泌激素过多有关，儿童甲状腺癌是极不寻常的。

虽然现在很少在沿海地方发生，但它仍然是落后山区地带一大问题。近年来，很多市民选吃低盐、低脂素食，碘缺乏个案亦有轻微回升。

水能载舟，亦能覆舟。过量进食碘也会影响甲状腺，导致甲状腺肿。近年来，小朋友有吃大量日本及韩国紫菜干的习惯，导致因过量碘引起甲状腺肿的个案急剧上升。

甲状腺肿未必代表甲状腺功能异常，有些孩子除颈部较胀外，并没其他症状。若甲状腺肿伴随甲状腺功能亢进，通常会出现心跳过速、怕热、体重下降及食欲增加等症状。反过来说，如甲状腺肿伴随甲状腺功能不足，则会出现疲劳、抑郁症、重量增加、怕冷、嗜睡、干燥、粗头发、便秘等症状。

父母切忌胡乱吃海鲜来处理此病，必须请教医生，一般指引如下：

> 碘是在海水和土壤中的微量元素，含丰富碘的食物包括海鲜、海藻、牛奶等。碘缺乏会引致甲状腺激素生成障碍，是甲状腺肿的主要原因。

- 留心大脖子病出现日期及有否增大。
- 留心有没有呼吸困难。
- 留心上述甲状腺功能亢进或减低症状。
- 记录食物、药物、体重。

　　预防大脖子病，我们需要摄取足够碘质，每星期应吃鱼或海产品 2～3次，同时切忌将紫菜干毫无节制的给孩子做零食，因碘过量也会 引致大脖子病。

多动症

"多动症"正式的名称为"注意缺陷与多动障碍"。根据美国的统计，有5%～10%的小学生患有此症，其中男孩子所占的比例较多，与女孩子的比例是4：1。一般而言，病征分为两类：

I.注意力缺乏症（Attention Deficit）

患儿做功课、工作或进行其他活动时会忽视细节、粗心大意、注意力难以维持、常不聆听别人直接的说话、常不遵从指示及不能完成功课、组织工作和活动时常感到困难、经常逃避、厌恶和不愿意进行动脑筋的工作、经常遗失物品（如玩具、书籍、文具等）、分心（常被外界事物分散注意力）、健忘（包括每天的活动）。

II.过度活跃冲动症（Hyperactivity–Impulsivity）

- 患儿过度活跃（Hyperactivity），在座位中常常手脚不停移动、表现不安与烦躁、在课室常常无故离开座位、常无故奔跑或在不适当的时候攀爬、参加静态活动时感到困难、常常像"马达驱动"一样不停活动、常常"滔滔不绝"。

- 行为冲动（Impulsivity），常常未听完题目便作答、难以安静排队等候、随意打断他人的说话、常常打扰或骚扰他人。

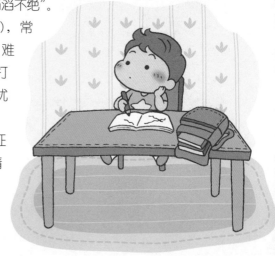

家长需留意孩子出现病征的年龄及情境、持续多久、情绪转变，同时亦需要和同年纪的朋辈作比较。有些孩子只呈注意力不足的症状，有些

则呈过度活跃冲动症的症状，有些则两者兼有。

确诊前，医生会考虑其他伴随的病症，也会考虑孩子是否患有大脑疾病、头伤、甲状腺功能失调，铅中毒、药物或毒品后遗症等。由于考虑的因素很多，家长、亲友和教师不应过分武断、确诊还是留给专科医生，因为错误诊断会对孩子的身心造成难以弥补的伤害。

注意力不足会影响孩子的学习，常常发白日梦、忘记带功课、不能坐定做功课。默书及答卷时行为冲动，更会令孩子成绩一落千丈，多动症及行为冲动也会引起捣蛋行为，孩子总是停不下来，操行又差。此外，患儿常因难与其他孩子相处和合作而被排挤，严重影响社交，性格渐趋孤独、内向、自卑、缺乏自信。因此，尽早确诊和治疗是很重要的。

教育方面，家长和教师应该尊重及肯定孩子，留心倾听孩子说话和认同孩子的感受。建议包括：

- 主动要求孩子发表意见、教导孩子对话的技巧、礼貌（聆听别人说话时不插嘴）和仪表。
- 改善子女的问题行为时，先要清楚子女的个性、困难和需要。
- 留心细微的环境细节，孩子学习时，先关掉电视才学习。
- 跟子女说话时，保持心平气和，说话简短和用字浅白。
- 先以身作则，礼貌地对待子女。
- 减少训斥、侮骂或不耐烦的语气。
- 应多鼓励、少批评，需要时寻求专业帮助。
- 教师要关注和接纳患儿的学习困难，并细心观察其能力和兴趣所在，然后订出最佳的教学策略：
  - 老师可调动座位以提升学习效率，给予患儿频繁的鼓励。
  - 安排患儿靠近模范生。
  - 多提醒患儿把不需要的书、簿、文具或个人物品收妥，确保桌面整齐，以减少令患儿分心的干扰。
- 请患儿重复课题重点。
- 增强教材的视觉、听觉及触觉的效果，以提升患儿的注意力。
- 给指令时要简而清，用字正面和浅白，减少负面和艰深的说话。
- 说话时必须和患儿目光接触，帮助患儿集中注意力。
- 适当奖赏患儿的好行为。
- 与家长可共同订立"好行为奖励计划"。

治疗是因人而异，不单要医治注意力不足和多动症，亦要处理相关的情绪及行为问题。治疗方案主要分药物及非药物两类，常用的是刺激神经药和抗抑郁药等，此等药物会引致失眠、食欲不振，甚至面部或身体抽搐，虽然副作用有限，但必须经专家审定才可服用，因为错误服用这类药物可引致心脏出现毛病，甚至死亡。

有些专家则归咎于不良的饮食习惯，但研究显示大多数多动症孩子的级别和行为并未受饮食因素，如食品添加剂、食物过敏等的影响，相信只是个别群组的问题。

如父母怀疑孩子的问题是与食物有关，可给自己孩子作出计划，但必须在医生及营养师监察下进行。一般以 5 星期为限，如果观察忌口可改进行为，可征询医生及营养师意见，是否永久在饮食中排除、有否代用食物、是否需作进一步研究。美国及欧洲儿科专科研究显示，一般患儿血清中的脂肪酸浓度正常，故并不建议循例补充必需脂肪酸。如果患儿血清中脂肪酸浓度减少，可作个别补充。一般而言，家长可参考下列指示：

● 让孩子多吃蔬果
● 进食适量 ω –3 脂肪酸
● 多吃有机食物
● 少食多糖食物
● 少食快餐食物

家长必须知道，胡乱忌口或进食补品可导致营养不良及引致疾病，可征询医生及营养师意见。

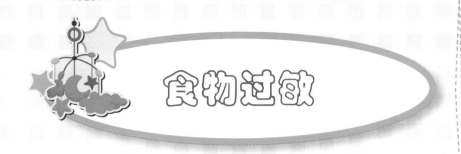

食物过敏

"食物过敏"是病者对某些食物产生的"免疫异常反应",制造了大量抗体 IgE、IgG 及发炎症状。据统计,4% ~ 8% 的儿童和2% ~ 3% 的成年人都患有这问题,而发生率似乎每年都有上升的趋势。父母须知道,严重的食物过敏可引起休克和致命,应倍加小心。

> **小知识**
>
> 有30% ~ 50% 的孩子曾对食物有不良反应,但真正的食物免疫过敏个案只占4% ~ 8%,其他大部分可能是食物被病毒污染,或混有杂质和添加剂(味精、硝酸盐、亚硝酸盐、亚硫酸盐和色素等),又或者是个别人士身体未能制造足够的酶来消化食物所致。最常见的是有些人喝牛奶后肚痛和腹泻,他们不是对牛奶过敏,而是缺乏消化乳糖的能力,称为"乳糖不耐受症"。

孩子为什么会有食物过敏

孩子每天进食不同的食物,其中有些蛋白质会产生过敏反应。一般在进食后,我们的胃酸和消化酶便会将这些蛋白质的结构分解和消化,制造较短的肽链和氨基酸,因而化解过敏原。这能力受遗传基因影响,如果父母或兄弟姐妹有哮喘、湿疹或鼻过敏病史,孩子患食物过敏概率会较大。如孩子年纪太小、常吃腌制食物,或患上疾病影响消化和胃酸等,病发机会便会增加。反过来说,如适当地烹调食物,例如清蒸或水煮,便会有助减少过敏原。

食物过敏有什么病征

食物过敏的反应可以轻微，也可以突然和严重。临床表现的程度依进食的数量和个人的免疫反应，一般分为IgE、非IgE及混合型。IgE型患儿，症状可于进食后几分钟至1个小时出现，也可延至数天，常见的是荨麻疹和出红疹。非IgE型患儿，病征没有那么明显，可能导致慢性病如湿疹和胃肠病，亦可能引致发育迟缓。食物过敏影响并不单是孩子，而可能是整个家庭，因发病是防不胜防的，严重时会危及生命，因此很多父母终日忧虑，影响社交及生活质量。

常见病征如下，如遇高危症状，立即求援：

	一般症状	高危症状
皮肤	瘙痒、红疹、荨麻疹、湿疹	
口腔	口唇瘙痒、舌头麻痹、嘴边出红疹	舌头和喉咙肿胀，会引致窒息
鼻	鼻塞、流鼻水	鼻黏膜肿胀，会令睡眠窒息恶化
呼吸道	气管收缩、咳嗽	哮喘、呼吸困难、面色变蓝
胃肠	腹部绞痛、呕吐、腹泻	胃肠出血
全身	头颈发涨、头痛、发育迟缓	头晕、面色苍白、神志不清、血压下降、休克、死亡

哪类食物最容易引致过敏反应

任何食物都可以引致过敏的反应，尤其在 5 岁以下的孩子且家族有过敏体质的。最常引起过敏反应的八大类食物包括：

牛奶（婴幼儿期最常见因素）	鸡蛋（蛋黄、蛋白）
花生等硬壳果	坚果（如核桃、杏仁，腰果）
鱼类	贝类（如虾、龙虾、蚬、蟹）
黄豆	面粉、小麦

婴幼儿期最常见的是牛奶过敏，其次是鸡蛋过敏。此外，有些孩子对橘子类水果、草莓和香蕉过敏。父母需小心，对牛奶过敏的孩子也较容易对羊奶和牛肉产生过敏，这是因为两者基因有部分相同，称为"交叉过敏反应"。

近年来，中国香港的孩子对三文鱼、银鳕鱼、金枪鱼、芝麻及燕窝等过敏的个案有上升趋势，可能是因选择食物有关。父母应保留孩子的进食日记，须知过敏因人而异，别人的经验只供参考，切忌将别人的经验盲目直接应用于自己的孩子身上。

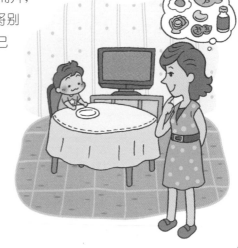

视乎情况而定，约一半有食物过敏的孩子，在 3 ~ 5 岁前过敏问题会逐渐消退，到大约 7 岁时不再有食物过敏。

若孩子在 3 岁后才出现食物过敏，则较难摆脱这一问题的困扰。

果仁和贝类食物引起的过敏很可能会持续终身。

小麦过敏引致的腹腔性疾病等过敏症可能会伴随终身。

很多制造商会在食物内放添加剂及抗生素，用以防腐、调味、着色或将食物变浓稠。其实这些食物很少引致过敏，但可能和过分活跃、行为偏差，甚至癌症有关，父母应小心。

怀疑孩子有食物过敏，父母应该怎么处理

父母应先做一个详细记录（参考下表），医生会听取你的观察，如孩子的病历、饮食日记或其他可能的致敏原，医生可能会使用皮肤或血液测试，以确认诊断。皮下测试是安全及容易做的检查，15 分钟便有答案，但只对 IgE 型过敏症有指导作用，且准确性并不太高，假阳性及假阴性个案亦不少。

血液测试 IgE 方法准确性亦不高，假阴性个案亦不少，但安全性很高，特别适合有严重皮肤病及正在服药患儿使用。父母必须明白，这些检查必须由医生结合病历及体检一并分析，并不能单靠报告便胡乱忌口，否则会引致营养不良。用怀疑过敏食物"挑战"测试病者是否属于高危，只适宜在医院内由医生监察下才能进行，严重的可引致休克。

需记录事项	
曾进食哪种食物，包括调味品及细节	症状持续多久才消失
进食后有什么反应（包括皮肤、呼吸、血压或休克）	需否入急诊室治疗
	进食时是否混有酒精
进食后多久发现有反应	病发时情景
以往有没有同类反应	同桌进食的人有没有发病
事后有没有用抗过敏药物帮助	消除饮食（停吃过敏食物）后，相关病征有否随之而消失

避免食用会引起过敏的食物，是治疗食物过敏的唯一方法。如有怀疑与某种食物有关，父母应立即停止给孩子那种食物，并观察相关病征有否随之而消失。如对鸡蛋过敏，要选择食物是异常困难的，因为很多食物如蛋糕、西饼及面包也含有鸡蛋。

选购食物时，父母必须详细阅读食物标签所列出的成分，但要小心有些制成食物如沙拉酱等可能含有未列明的过敏蛋白质来源，也有些食物或酱料如咖喱酱可能含有花生等过敏原。

父母可选择一些提供特别低敏食物的商店，出外饮食也需选择提供低敏食物的饭店，或自携食物。此外，有部分孩子会产生交叉反应，父母必须当心，部分例子包括：

过敏食物	可能也对下列食物（药物）过敏
牛奶	羊奶、牛肉
牛肉	羊肉、猪肉
鸡	鸭、鹅、家禽、火鸡
鸡蛋	鸭蛋、鹅蛋
鸡蛋	流感或黄热疫苗

治疗方面，一般仍以对症治疗为主：抗组胺类药物可减少流鼻涕、减轻荨麻疹和皮肤瘙痒；支气管扩张药可治疗哮喘；长期及严重过敏可能需用类固醇或者免疫药物。危急时，肾上腺素针可避免严重过敏及休克。

近年推出的"免疫治疗方案"，在成年人已有很多成功个案，但应用于孩子仍待多些研究。民间药物的效能亦因人而异，科学研证资料亦不多。如病例复杂则须转介过敏及肠胃专家，评估应否作胃肠镜等进一步检查，或采用类固醇或者免疫药物。

尽管父母小心谨慎，意外仍可能会发生，因此父母必须认清食物过敏的危险症状，亦应教导年纪较大孩子，以便能尽早发现及处理。父母应请教医生如何制定危急处理方法及贮备急救药物。

常言"预防胜于治疗"，及早避免过敏食物尤其重要。母乳含大量免疫抗体及酶，因此喂哺母乳可减少过敏个案。在怀孕期和喂母乳期间，母亲也应减少进食高过敏食物。一般而言，多进食 ω-3 和胡萝卜，含维生素 C、维生素 D 和抗氧化食物和水果都是值得推崇的，益生菌亦可能有帮助。新鲜食物可减少过敏，必须减少腌制及加工成品。烹饪应多用水煮和清蒸，减少煎炸食物。

如家族有食物过敏的病史，可延至 6 个月龄才给孩子引进辅食，先选择较低敏食物，例如粥、纯米糊、马铃薯、蔬菜和水果茸，然后才试食西红柿、猪肉及鸡肉。美国儿科学会建议高敏感孩子在 1 岁前也尽量不要进食牛奶、黄豆、小麦、玉米和柑橘类等食物，而 2 岁前则不宜食用鸡蛋，满 3 岁前则不应吃花生及海鲜等可能会诱发过敏的食物。

父母必须谨记，绝不能胡乱忌口，避免营养不良，可请教营养师。须知反应及接受程度是因人而异，何时为孩子解禁，应该依据个别情况请教医生。此外，保持家居窗户干净，减少尘埃螨虫滋生也是十分重要的；减少刺激皮肤及气管（吸入花粉）也可减低过敏概率。

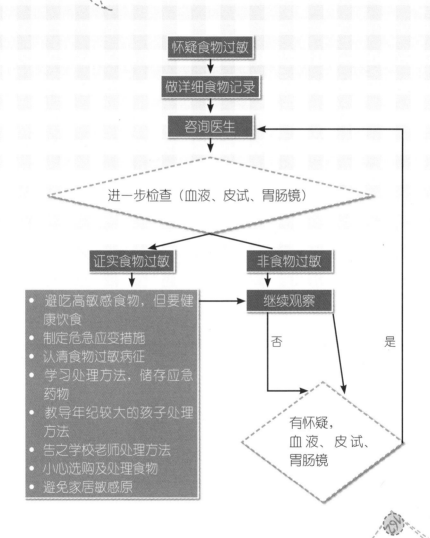

处理流程

怀疑食物过敏
↓
做详细食物记录
↓
咨询医生
↓
进一步检查（血液、皮试、胃肠镜）

证实食物过敏 → 非食物过敏

- 避吃高敏感食物，但要健康饮食
- 制定危急应变措施
- 认清食物过敏病征
- 学习处理方法，储存应急药物
- 教导年纪较大的孩子处理方法
- 告之学校老师处理方法
- 小心选购及处理食物
- 避免家居敏感原

继续观察

否   是

有怀疑，
血液、皮试、
胃肠镜

牛奶过敏

牛奶是婴幼儿期最早出现的过敏食物，主要是婴儿身体免疫系统对牛乳蛋白呈过敏反应。暂时还未有针对性治疗牛奶过敏方案，处理方法主要是避免吃牛奶类食品,庆幸的是大多数的孩子在5岁后将会慢慢适应。

急性牛奶过敏反应患者多数是与IgE有关，出现口唇肿胀、红疹、荨麻疹、呕吐、腹痛、腹泻等症状，亦可能引致咳嗽、喘鸣；极度严重的牛奶过敏婴儿，会有舌头及喉头肿胀、呼吸困难、缺氧、血压低、休克，甚至死亡。

父母如有怀疑，未能确定孩子是否对牛奶过敏，请咨询医生，可能需要测试皮肤或血液，以助诊断。

慢性（延迟）的反应患者多与IgE无关，症状较缓慢，甚至不明显，常见的有湿疹、呕吐、胃酸返流、腹泻、肚痛、大便出血等症状。喝牛奶后出现呕吐，未必是代表对牛奶过敏，可能只是未能消化牛乳中的乳糖（乳糖不耐受症），亦可能只是感染肠胃炎，或是食物中毒。

如医生确认孩子是对牛奶过敏，父母应立即停止喂食牛奶。如母亲还可提供母乳，最好恢复母乳喂哺，但母亲亦需减少进食牛奶类食品。如果已断奶，亦可考虑豆奶。

与此同时，父母应留心采购辅食，因很多食物看似是与牛奶无关，实际上却隐藏不少危机的。要小心的食物包括牛油、芝士、炼奶、低脂奶、羊奶、奶粉、奶油蛋糕、布丁、蛋糕、奶酪、酸乳、雪糕、巧克力和某些酱料等。如有怀疑父母必须仔细阅读食品标签，以保安全，或者是不吃为佳。

必须一提，很多父母有误解，以为牛奶过敏的婴儿可改吃山羊奶，这是大错特错，牛奶和山羊奶的遗传基因有超过90%相同，因此大部分对牛奶过敏的婴儿也会对山羊奶过敏。此外，父母必须认清，低脂奶是牛奶，仍含有牛奶蛋白；而除牛奶外，孩子亦可能对其他牛奶的制成食物过敏。

乳类制品营养丰富，父母必须留心孩子是否因戒食牛奶而导致营养不良。如有疑问，应请教营养师。下列数据可供参考：

牛奶含的营养	可用作补给品的食物
蛋白	肉、鱼、家禽、鸡蛋、豆、果仁
脂肪	植物油、人造牛油、牛油果、肉、鱼、家禽、鸡蛋、果仁
钙	豆腐、虾米、银鱼、加钙食品或饮品
维生素 A	动物肝脏、鸡蛋黄、深绿叶蔬菜、胡萝卜、木瓜
维生素 B_{12}	肉、鱼、家禽、鸡蛋、添加维生素 B_{12} 的食品或饮品
维生素 D	添加维生素 D 的食品或饮品、鱼油、三文鱼
泛酸	肉、蔬菜、鸡蛋、鱼、全谷、豆类
核黄素	深绿色蔬菜、全谷

如未能确定是否对牛奶过敏，可与医生商讨如何处理，程序因人而异，下列方案可供参考：

- 先停止喂食牛奶；
- 如仍有母乳，喂哺至少 6 个月以后，然后增加辅食；
- 如无母乳提供，可选用豆奶或水解营养配方，可请教医生或营养师；
- 观察及记录孩子的情况，包括精神、行为、体重，亦需留意呕吐、肚痛、腹泻、皮疹、湿疹等症状，评估转奶后症状有否改善；
- 4 星期后，父母可选择转回牛奶，观察并记录孩子情况和症状，以供医生参考。

因为牛奶过敏可导致严重过敏和休克，所以除了戒牛奶及其有关的食品外，父母应和医生一同订出应对过敏的方案，考虑是否储备应付危险的药物和针药。此外，当孩子到 3 岁后，可与医生或过敏专家商讨如何处理，研究可否逐步引入牛奶食品。父母切忌盲目地给孩子试食。

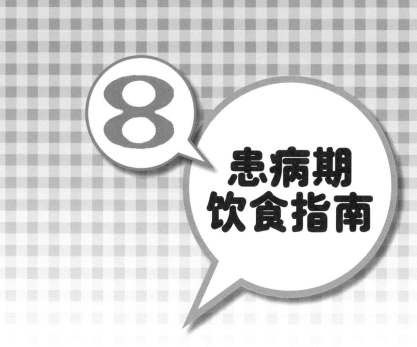

8

患病期
饮食指南

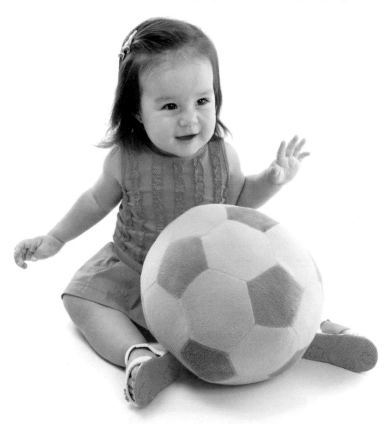

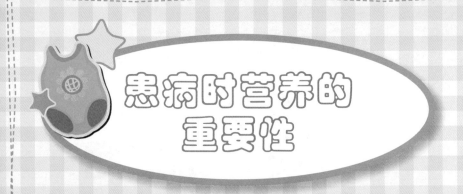

患病时营养的重要性

孩子生病后，饮食需求的改变

孩子生病后，饮食需求的改变可分为：

① 需求增加　特别是发热时，新陈代谢加快，或患上胃肠炎时，水分大量流失，因此需增加水分，甚至电解质，父母可定时给予适量营养水。

② 消化功能受到影响　特别是患上胃肠炎时，容易引起呕吐，进食必须少量多餐，亦需清淡，最宜给予清汤或稀粥。

③ 食欲下降　尤其是患咽喉炎或手足口病时，进食异常痛苦，父母必须有耐性，多喂食几次，忌吃辛辣食品。

④ 手术后排尿有困难　切忌大量饮水，否则会引至水肿，应跟随医生指示，亦要留心水量。

⑤ 需求因特别疾病改变　如食物过敏者要忌口、肾病患者要调整蛋白质、心脏病患者要调整水分和盐分，肝病需有足够葡萄糖等。

　　父母必须明白，患急性病时，首要问题不是补充营养，切忌操之过急。一般而言，最重要的是确保水分及电解质正常。须知宝宝生病后，会因不同疾病而对食物和营养有不同的要求，父母应请教医护人员，作出适当的调整。如饮食得宜，康复的速度便会增快，也会促进排热和排毒，减少高热痉挛等并发症，甚至可能不药而愈。反过来说，如处理不当，复杂性更大，可能引致脱水、低血糖、水肿、全身抽搐，并发症便会接踵而来，甚至危及生命。

肠胃炎

　　胃及肠道的炎症称为胃肠炎，是十分常见的传染性疾病。患病后最先出现恶心、食欲不振、继而呕吐。呕吐稍缓和时，腹泻、肚痛和发热通常会随之而来。大部分患者病情都是轻微，如果处理适当，基本上是会不药而愈的。但当病情严重、反复或者处理不当，就会导致脱水、全身抽筋、休克、肝肾功能衰竭，甚至死亡，因此父母绝对不可掉以轻心。

患病时的处理

急性期

目　标	饮食及护理指引
尽量不再伤及胃肠	<ul><li>多让胃肠休息、忌过量饮食</li><li>立即停止进食怀疑不洁的食物</li><li>忌生冷煎炸、难消化食物</li></ul>
慎防脱水	<ul><li>如呕吐严重，可停止进食 1 ～ 2 小时，不要强灌</li><li>如呕吐有改善，可进食，须小量多餐</li><li>一般不必要停奶，可多餐进食，每次吃小量</li><li>每天进食总量不能少于每日需求量</li><li>如情况无改善，或有脱水，须入院输液</li><li>如情况逐渐好转，可每次循序加分量</li></ul>
保持钠、钾水平稳定	<ul><li>可喝电解水（俗称营养水）</li></ul>

药物	• 停止非必要药物 • 如无医生指示的话，勿胡乱用止呕药或塞肛止呕 • 忌用止泻药，避免呼吸停顿、肚胀、败血症风险 [4] • 忌用止肚痛药，避免肚胀、呕吐、败血症风险 [5]
护理	• 观察孩子情况，定时探热 • 记录进食量 • 记录小便量、颜色 • 记录大便、呕吐、肚痛情况 • 保持卫生，定时清洗屁股 • 可用皂液，忌用含药性湿纸巾 • 勤洗手，以防病菌传播开来

[1] 每小时需进食平时 1/4 食量，比如 10 千克重婴儿每小时约需 57 克（60 毫升）。
[2] 严重或复发呕吐、全身抽搐、没小便 8 小时、小便赤痛、呕吐物有血或青绿色（黄疸水）、神志不清、嗜睡、脉搏快、血压低、拒食、前囟下陷、严重肚痛、腹泻、肚胀、发高热、黄疸、口气怪味、气促、大便出血等。
[3] 如晚间家中没有营养水，可将 2 茶匙葡萄糖及小半茶匙盐末加入 227 克水暂代。
[4] 如有医生指示，可用活乳酸或其他肠胃药。
[5] 肚痛时可用油搓暖双手，顺时针方向，替孩子按摩腹部 20～30 圈。

康复期

目　标	食物饮食及护理指引
尽量不再伤及胃肠	• 忌过量饮食、忌生冷煎炸、油腻、难消化食物 • 循序渐进增加分量、以少食多餐为本
补充营养	• 选用简单、容易消化、清淡食物 • 6 个月大婴儿可吃粥、白面包心、饼干等食物 • 按情况每天增加分量，可逐渐加瘦肉和鸡胸肉 • 最后加入鱼类和蔬菜，也可加入苹果茸 • 请教医生是否进食维生素及益生菌
保持钠、钾水平稳定	• 可喝电解水（俗称营养水），可喝奶 • 如有乳糖不耐受症，跟随医生指示转低乳糖奶
护理	• 记录进食及大小便量 • 勤换尿片，减少尿布疹和皮肤发炎 • 保持良好个人卫生，以防病菌传播开来 • 如有需要，接种轮状病毒疫苗 • 妥善处理及烹调食物，以免再复发

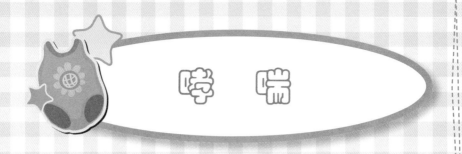

哮　喘

　　哮喘是多因素疾病，有遗传因素的，也有环境因素相互作用而发生的。导致哮喘发作的诱因很多，常见的包括天气、尘埃、感染和食物。

　　一旦发作，便会引致咳嗽、鼻涕、气管收缩、痰多及喘鸣；也可引致皮肤出荨麻疹、呼吸困难、血压低甚至休克。如果已被确定对某些食物有过敏的反应，便必须放弃这些食物。

> 食物可以诱发过敏，甚至哮喘发作，高危程度却因人而异。常见的包括果仁、虾蟹及贝类等海鲜、牛奶、鸡蛋、麦、柑橘类等。

　　除食物以外，用作添加风味、着色或延长保质期的食品添加剂，也可以导致哮喘发作。常见添加剂包括味精、苯甲酸和亚硫酸盐。儿童应避免进食含此类添加剂的食品和饮料，小心市面盒装或瓶装饮品，还有加工马铃薯片、干水果、酸菜或虾米等。

　　对一般哮喘及呼吸道疾病患者，其实并没有特定的食谱，一般指引包括：

- 进食必须均衡，母乳喂哺是首选。
- 多饮水（暖水较适合），吃奶后可给孩子几口清水。
- 多吃新鲜食品，吃合时令的水果和蔬菜。
- 汤水方面，需因孩子体质及疾病情况而定，胡乱进补会弄巧成拙。
- 父母必须留心孩子吃果仁、虾蟹等海鲜、贝类、牛奶、鸡蛋、麦、猕猴桃、草莓、芒果及柑橘类等食物的反应，是否需忌口是因人及因情况而异，如有怀疑应请教医生。
- 吃含抗氧化剂的天然食物，有研究显示，维生素 C、维生素 E、β 胡萝卜素、黄酮类化合物、镁、硒和 ω -3 脂肪酸对保护气管细胞有帮助，但切忌过量。

- 忌吃生冷，进食烹调过的食品会减少过敏，减少咳嗽。
- 忌吃煎炸、含反式脂肪酸及防腐剂的食品、少吃制成及罐头食物。
- 如孩子有胃酸返流，避免睡前吃得过饱，亦需个别请教医生，可能需吃较浓稠的食物。
- 一般而言，服用吸入式类固醇患者无需加吃钙片，正常饮食已足够。

父母必须谨记，胡乱忌口及节食可引致营养不良，均衡饮食和适量的运动是最重要的。"吾之甘饴，彼之砒霜"，必须观察自己孩子进食后的反应，调整个人食谱。除食物外，对抗哮喘病需按时服药、养成良好生活习惯、预防感染、避免恶劣天气及空气污染的影响。

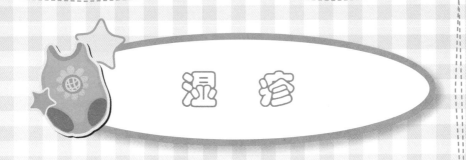

湿　疹

湿疹，又名"异位性皮炎"或"奶癣"，是最常见的过敏性儿童皮肤发炎症，影响 10% ~ 20% 婴幼儿。这是一个长期而反复的疾病，症状通常在 1 岁前出现。发病时，婴儿皮肤两脸颊会发红，继而影响颈部及耳后，会出现小红斑、肿胀、干燥和瘙痒。

皮肤发炎时，会溢出黄色液体、含脓，甚至流血。长大后，面部情况会有改善，而影响位置会移至四肢关节屈折位、肘位、摩擦位置、手和脚。很多患者可伴有哮喘、鼻过敏、眼结膜过敏、花粉热等症状。长期皮痒会影响睡眠质量、还会造成食欲不振、情绪变动、烦躁不安，阻碍学习或身体发育。

湿疹是多因素疾病，是遗传和环境互动产生的过敏病。遗传因素愈强，孩子患病的机会愈大。后天因素则决定孩子"何时""何位置"及"何地"发病。常见的后天诱因包括尘螨、猫和狗等宠物、空气悬浮粒子、建筑尘埃、香烟、花粉、天气剧变、碘酒、肥皂、沐浴液、洗涤剂及柔顺剂、食物等。

要妥善处理湿疹，必须保持环境清洁、消灭尘螨、保持温度及湿度适中。药物方面，最重要保湿，勤涂水乳霜或润肤油。严重的时候，需用类固醇，这对医疗湿疹有显著成效，是治疗湿疹发作时最重要药物，只要紧随医生指示，一般副作用有限。如延迟使用，会令湿疹恶化和有并发症，更难医治，父母不应只道听途说乱用或乱停止药物。

婴幼儿长大后，到入托或入学时若还伴有湿疹，可能受到同学排斥，引致自卑、心理及社交的问题，整个家庭亦会因孩子患病而感到困扰和忧虑。

饮食方面，鼓励母乳喂哺，维持至少 6 个月，甚至达 2 岁。母亲怀孕时也需注意饮食，避免容易引起过敏的食物。婴儿6个月大以前，不适宜引入辅食。3岁前，避吃虾蟹等海鲜、花生等易过敏的食物。至于鸡蛋、奶类、鱼、牛肉、麦、豆类等，需按个别情况请教医生，不要随便给孩子忌口或更换奶粉，以免引致营养不良。

父母必须留意，民间传说进食维生素、深海鱼油、矿物质、益生菌、绿茶、乌龙茶，或使用月见草油等可减轻湿疹病情，暂时还未有足够医学研究证明真伪。

一般而言，食物要清淡，避免煎炸、制成食物和调味品。试吃新食物时，首先给少量，如孩子皮肤有红肿或出疹、气促、严重呕吐和腹泻，立即停吃；如无异常反应，可每天增加分量，如5天后仍无异常反应，孩子可以适应这种新食物。

尿道炎及肾炎

急性尿道炎患儿一般都会发热，对水分需求特别高。此外，大量水分会产生大量排尿，减少病菌繁殖，亦会促进尿毒素排出。患儿最适宜每2小时饮水1次，以尿液颜色达淡黄色为指标。食物方面，易消化流质最佳，不宜摄取过量盐分和高蛋白。

急性肾小球肾炎患儿虽然发热，但不宜过量饮水。主要是因为大部分肾小球患病，排尿功能减弱，尿量减少，如饮水不减少，会引致水肿、气促和高血压。严重时还可以引发以下症状：高血压合并心力衰竭（或循环充血）、急性肾功能衰竭（尿毒症）。

同时，患儿可能不能由肾排出蛋白质产生的废物，故不宜吃过多的含蛋白质食物，包括肉类、蛋类和含植物蛋白较高的豆类等，否则会引起氮质血症。如患儿血钾过高，则要戒含钾水果或其他高钾食物，如番薯、马铃薯、笋、冬菇、白菜、榨菜、豆类、花生和核桃等。患儿对水分、蛋白质、盐分和钾的需求，会因不同患病时期和个人体质而定，父母必须请教主诊医生，切忌道听途说，亦忌乱喝汤水。

肾病综合征患儿则完全不同，患儿是因肾小球基底膜通透性增高，导致大量蛋白尿、低血蛋白、高胆固醇及水肿。饮食方面，一般不需特别限制，可给易消化优质蛋白、低脂肪食品。水肿严重时，可能要限制水的摄入量，详情应个别请教医生。

> 急性肾小球炎起病之初的饮食要忌盐，因为此时肾脏泌尿能力减弱，吃下去的盐可能不能正常排出，因而会加重水肿。

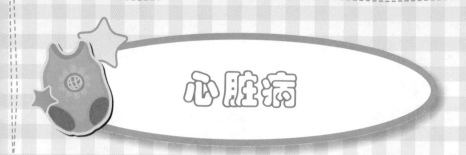

心脏病

　　小儿心脏病并不罕见，每1000名婴儿出生，便会有6位患有先天性心脏病。后天性心脏病则多是由感染引起，包括心肌炎、冠状动脉肿胀（川崎症）。

　　从饮食角度看，无论先天性或后天性心脏病患者的处理，都是大同小异的。病情轻微的只需观察，无须药物或食物的限制。然而，病情严重或可能有心衰竭的，必须因个别情况，跟随医生指示作调整，主要包括：

目　的	方　法
保持足够营养，支持发育	• 进食足够能量 • 适量，均衡饮食
减少心血管负担，避免心脏衰竭	• 不要过多水分（包括流质） • 不要过量盐分
保持足够钾水平	• 可吃蕉类水果，遵从医生指示 • 特别是服用利尿剂患儿

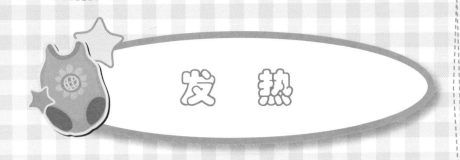

发　热

　　发热是令很多父母恐慌的问题，处理时往往手足无措。其实发热只是一种症状、一种信号，无须过分忧虑。发热的成因很多，治疗必须针对病因，消除病源，减少并发症。因此，不同疾病有不同治疗方案，但处理发热这信号却是大致相同，一般指引如下：

　　选择食物时要挑选容易消化和不含油腻的，古法避免吃饭及米是不对的。

　　进食时最好要少食多餐，宜流质食物或半流质食物，不要灌水，以免呕吐。

　　每天应饮 8 杯水或饮品，以充足小便为准。

　　视年纪及病情而定，可吃稀粥、温和的汤水、稀奶、豆浆、乳酸饮品、稀苹果汁等。

　　还需依不同疾病或所服药物而作适当调整，例如心衰竭要减少水分，但尿道炎需增加饮水。

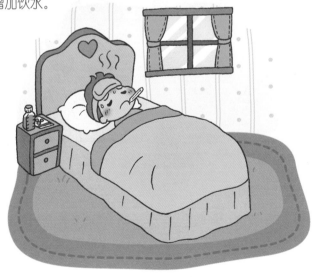

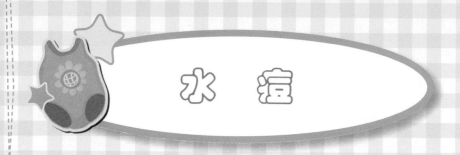

水　痘

小朋友虽然全身都布满水痘，他们的身体通常都是无大碍的。事实上，超过99%的患儿愈后并无任何问题，但父母要观察可能的并发症如皮肤感染、猩红热、肺炎、脑炎、小脑炎、心肌炎、肝炎、肾炎、角膜炎、关节炎、出血等。

水痘是最常见的急性儿童传染病之一，此病一年四季都会发生，尤以冬季和春季为多，多发于2～10岁的儿童，因此大部分的患儿是幼儿园的小朋友。水痘传染性颇高，90%以上的接触者皆会染上，最近的血清研究也证实超过95%的成年人在儿时也曾经感染过此病。

水痘并非胎毒，而是传染得来的。患儿受感染后会进入潜伏期，2～3周才发病。病发初期多数很突然，孩子会全身不适、头痛、不安

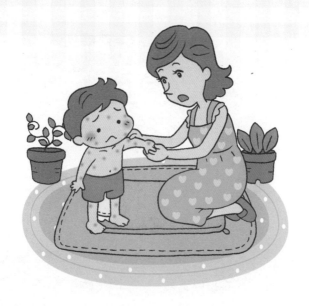

宁、食欲下降及发热。稍后身体先出些针尖细小红疹（斑疹）；这些红疹迅速发大及突出（斑丘疹），1 天后会变成水疱，然后缩干结痂（痂疹）。通常水痘先发于头皮及躯干，然后伸延至脸、背、胸、腋、头皮，最后于四肢、口腔、阴道及眼结膜。

水痘多在 5 ~ 7 天内出完，数目因人而异，由数粒至 500 粒不等。痂干了，则在 10 ~ 14 天全脱落，留下的位置颜色会较白。发痘时，有些患儿没有发热，但也有些会发热至 40℃。其实患儿感觉最难耐的反而是痒；此外，患儿多也有伤风和咳嗽等症状。

这些并发症甚少发于较健康的小孩，但青少年和成年人并发症则较多。此病死亡率约为低于万分之一，大部分患儿愈后亦无任何问题，有25% 长大后可能生带状疱疹。

水痘与营养

民间常说"斋麻杂痘"。斋麻的说法并不正确，但"杂痘"却是对的。"杂痘"的意思是指患者无需特别忌口。事实上，大部分患儿都不需忌口，亦不需要额外营养，毋需进食维生素，因这对医治水痘完全无特别效用。传统戒吃鱼、虾、蟹、鸡蛋、牛肉、芦笋、红豆、绿豆等是不必的。当然，如口内有水痘，则应避免吃过酸、过咸或过热的食物。患儿应多饮水，虽然传统饮胡萝卜、甘蔗水作用不大，但可随意饮用。

处理水痘患儿最重要的是保持卫生，避免感染，下列措施可供参考：

❶ 每天洗澡，可用少许苏打（4 茶匙）或消毒碱液。
❷ 洗澡时，动作要轻，小心不要弄破水疱。
❸ 抹身时，应特别小心，可用清洁的毛巾"吸干"身体，不要用力擦。

④ 传统用芫荽水洗澡没多大用，且要小心过敏和感染。

⑤ 定时洗手，更换垢衣，教导孩子不要抓破水疱。

⑥ 定期剪指甲，并小心修圆。需要时或在晚间，可考虑戴手套，以防抓伤。

⑦ 如口腔出水痘，可用冷水漱口。

⑧ 当外阴处出水痘，会特别痒及痛楚，需要时可用止痛药。

⑨ 教导小朋友不要揉眼睛。

⑩ 可定时用热痱水，可减轻痒，使痂干得快些，也可减少感染。

⑪ 切勿用爽身粉。

⑫ 可请医生给口服退热药、止痒药或止痛药。

　　此外，此病属高度传染病，患儿于结痂前不能回校（7～14天），避免传播病毒；此外，亦应减少到公共场所、避免与未患水痘者接触或同睡一室，尤其是初生婴儿及孕妇。父母亦需妥善处理患儿水疱或唾液分泌。未感染者需接种"预防水痘疫苗"。

　　水痘是很普通的传染病，只需保持清洁，大部分是不用特效药，不需额外营养便会自然痊愈。此外，大部分的痂不会留痕，父母亦无须忧虑。如遇危险症状，应立即就医；如有忧虑，也可请教医生。

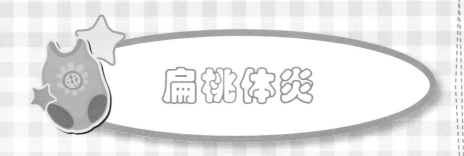

扁桃体炎

　　扁桃体炎，又名扁桃腺炎，是由病毒或微菌引起的扁桃体的急性感染。扁桃体位于咽喉侧壁，左右各一个，它是身体阻止和杀灭入侵的病毒及细菌的第一道防线，可有效减少呼吸道和肠胃道疾病。病发时，患儿会有高热，可达 40℃，扁桃体发红、肿大和有黄色脓点，孩子有严重喉咙痛、流口水、吞咽及进食困难、张口呼吸、鼻声、颈两侧淋巴腺肿胀、食欲不振、疲倦，全身不适、头痛、颈痛、全身肌肉痛、作闷、呕吐、肚痛、皮疹等。

　　白喉可引起致命的扁桃体发炎，但自从预防白喉疫苗面世后，便很罕见。民间误以为吃热气食物是扁桃体炎主因，其实是错的。当然如进食又干又硬的食物后，容易伤及口腔内壁，可以诱致病发。

> 大部分的扁桃体发炎是由"病毒"引起，最常见是腺病毒、流感病毒和 EB 病毒等。细菌感染占病例 10% ~ 20%，包括链球肺炎球菌、金黄葡萄球菌，较容易产生并发症。

食物、水分

　　急性患儿会发高热，需要很多水分，应鼓励饮水。因吞咽有困难，宜饮食清淡、柔软和较冷的食物，包括奶昔、雪糕、布丁、啫喱、豆腐脑、稀粥和稀释的果汁等。此外，患儿应避免饮含气的饮品，忌进食太酸、太浓、太咸、太刺激的饮品和食物，亦忌吃干硬或需要咀嚼的食品。如果喉咙剧痛，可用稍冻盐水或清茶漱口，但不要给孩子含漱口剂，以防把感染由喉部扩散至中耳。如孩子不适，或有并发症，应及早入院治疗。慢性扁桃体发炎则需要个别评估，如引起睡眠窒息症、复发感染或饮食困难，则需考虑切除。

预防

要预防扁桃体发炎，孩子需养成良好健康生活模式、多饮水、作息规律、适量运动、忌煎炸食物等。接触患儿前，必须做好防护措施，勤洗手，遵守咳嗽礼仪，不揉眼耳口鼻。此外，孩子应定时接种肺炎及流感疫苗。

9 饮食习惯的培养

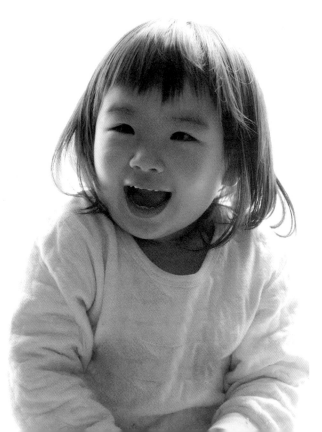

良好饮食习惯

一个人的饮食习惯会影响其以后的健康，而幼儿期正是养成饮食习惯的重要阶段，为人父母有责任帮孩子建立良好的饮食习惯，即均衡摄取各类天然食物，不偏食、不过量，口味不过重，不吃过多零食。

偏食是不良的饮食习惯，不但会阻碍儿童的脑部发展与身体成长，偏食引致的营养不良还可能影响注意力和情绪，导致肥胖、学习能力低和脾气暴躁，故此应自小观察孩子的饮食，否则会很难改善。

均衡的营养有赖于父母的调配，每一种食物都有食用的价值。快餐虽是垃圾食品，但家长可以运用营养的观点来调配，如加牛奶，果汁，或准备一些水果，也可以添加膳食纤维与维生素C。

建立饮食习惯的重要原则是由少至多，不要一下子就要求孩子接受新习惯、新菜式，以循序渐进的方式，让小孩逐渐适应、慢慢接受，改掉偏食的毛病，同时，分量从少逐渐增多，不可用父母的期望值来添加，令其过量。要坚持正面引导、耐心教育。

不要在正餐前给小孩太多点心，以免充塞胃部，减少食欲。亦要避免油炸食物、含糖饮料及含大量食品添加剂和工人色素的食物，并注意吃点心的时间与分量，以不干扰到正餐的食欲为原则。除了家中不储存大量糖果、汽水等无营养的零食，也要请求家人及亲友，不要给小朋友这类东西。当孩子吃饭过分缓慢时，可以用限时的策略，时间到了便把饭菜收起来，在执行时态度要温和而坚持。

零食的限制和运用

零食没有具体定义，一般会把零食视为正餐之间吃的食物或饮料，无论是健康或不健康。但零食的营养并不全面或均衡，不能满足孩子生长发育的需要，有的垃圾食品吃多了，反而对身体有害。而且不定时的吃零食会增加肠胃的负担，影响消化功能，有碍营养的吸收。

小孩免不了会吃点零食，但大多数零食是加工食品，往往含有调味剂、防腐剂和人造色素等，家长要注意。

零食的摄取要节制，不要影响到正餐的进食，同时在种类的选择上，要避免高热量、高脂肪、高糖或高盐的食物，如糖果、汽水、蛋糕、薯片等，导致体重增加。

明智的选择是用零食提供某些重要的营养物质，家里可储备有营养的零食，例如新鲜水果、坚果、没有添加糖的葡萄干、水果沙拉、全麦饼干、玉米、全谷物燕麦、低脂肪或无脂肪奶制品及健康饮品等；另外，白开水应该是孩子最重要的饮品，也可选择其他健康的饮料，如果汁、豆奶及牛奶。

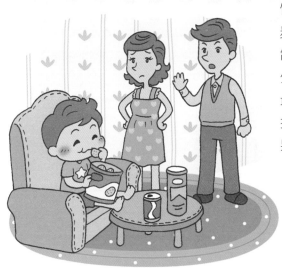

家庭用餐环境

培养婴幼儿良好的饮食习惯，让孩子健康成长，家庭因素的影响极大。很多家长对孩子的宠爱和迁就，致使孩子任性及娇生惯养，令饮食中出现了许多问题。不少孩子都有挑食或偏食的习惯，喜欢吃的吃得很多，见到不喜欢的就摇头，以致营养不均衡，对身体和智力发育造成影响。

不强迫减少零食，家长以温和的方式劝导与提醒，亦可用说故事的方式，教养孩子不良饮食习惯的后果，也不能以食物作为奖励或处罚孩子的工具。

良好的用餐习惯，与给孩子吃什么一样重要，例如饭前便后洗手、早晚刷牙、吃饭要细嚼慢咽、不得狼吞虎咽等。孩子会观察和学习父母，父母应以身作则。同时养成定点进食的习惯，孩子要固定在椅子上用餐，从幼儿阶段便习惯独立和固定的空间来喝奶和吃饭，不可以养成边走边玩边吃的习惯。还要督促孩子掌握进食的速度和时间，不可太缓慢，更不得在吃饭时看电视，对消化系统和身体都是无益的。

在食物烹调、菜色及组合各方面多做变化，令食物有吸引力，增加孩子的兴趣和食欲。改变食物的制备方法，令菜式及口味多变化；亦在餐具、器皿、台布及摆设等的造型上改变，力求装饰可爱；以及让孩子选择自己喜爱的餐具，都有一定的影响。

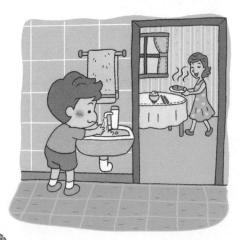

家庭用餐的气氛也要注重，如在餐桌上放鲜花、播放音乐等，并且建立家庭一起用餐的习惯。孩子在1岁开始进食米饭时，就可以和成人一起共桌吃饭，孩子有属于自己的餐具和座位，让孩子逐渐熟悉进餐的时间、方式和礼仪。另外，父母不宜在吃饭时吵架、责骂儿童，或讨论影响情绪的话题，维系用餐时的良好气氛，不单是营养的问题，也是教养的问题，家庭要有愉快的用餐环境与气氛。

餐桌礼仪

2岁大的幼儿基本上可以跟家人一同在餐桌上进食，但要在最年幼的时候教导饮食的仪态，在家庭中也要做到用餐的礼仪。

用餐前

- 要洗手。
- 要等家人到齐。
- 安静地等待分配食物。

用餐时

- 姿势要端正，避免不雅的动作。
- 不可一手撑着，一手吃东西。
- 不准东张西望或走来走去。
- 口中有食物时不要说话。
- 慢慢吃，不要狼吞虎咽，也不能太慢。
- 喝汤时不要发声。
- 若要咳嗽或打喷嚏应盖住口鼻。
- 知道餐具的正确的摆法及使用方法。
- 要保持桌面的清洁。
- 不可用餐具敲桌子。

- 不要浪费食物。

用完餐

- 将餐具摆好。
- 整理餐桌及座位。
- 帮忙清洁餐桌。

　　餐桌礼仪教得好，不单是孩子的福气，也是父母的面子，正所谓有家教的道理。

家长的角色

　　家长的角色在家庭教育中，有着不能取代的地位，作为身教的模范，家长的责任和素质极之重要。

　　除了为孩子做出榜样，家长的价值观每天都直接地影响孩子的成长和发展。父母应和谐一致地共同培养孩子，尊重孩子以及他们的同学朋友们，而尊重始于礼貌，并以信任赋之更深的含义，他们会同样以尊重的态度对待他人。成人一定要兑现承诺，不得讲一套做一套。同时，用积极的言语来影响孩子，令其了解成人对他们的期望，也要满足他们的需要，并允许孩子自己做各种日常生活中力所能及的简单事情，特别是每天的几餐饭。良好的行为习惯从餐桌上开始，假以时日，孩子会变得独立且有责任感。

家庭教育在于家长的理念、态度和方法，家长一定要明白自己的角色和责任，才能创建美满的成果。

四季汤水

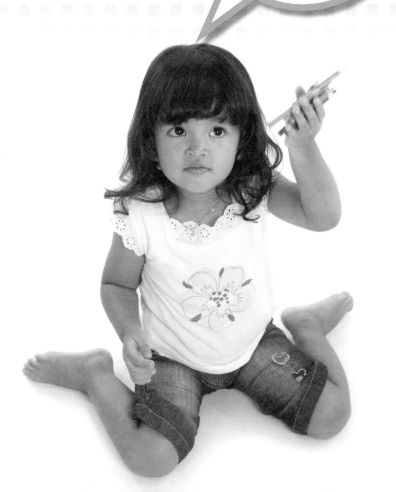

四季汤水

中式汤水蕴合中医和饮食的智慧，是广东文化饮食中较为常用、简单的烹调方法，适合男女老幼，且有保健养生的功效。春温、夏热、秋凉、冬寒的气候变迁，是自然变化的明显规律，对人体的生理、病理有很大影响，故在不同的季节应选择不同食物。汤水烹调的健康原则是用合时的食物材料，特别是蔬果〔见本书196页表〕，适当时加入豆类、肉类，利用食物本身的味道和特性互相配搭，添加少量食盐作调味。

春天，万物复苏，人体之阳气徐徐上升，此时应养阳，中医食疗原则为健脾利湿。以下汤水，不但适合春天的气候，更四季皆宜。

椰子黑豆汤

材料 黑豆40克，椰子1/2个，清水5杯，盐少许。

做法
❶ 黑豆洗干净，椰子切片。

❷ 煮滚清水，放入黑豆和椰子，水大沸10分钟，改用小火熬1小时，下盐调味即可享用。

功效 椰子和黑豆均补血，补气，属高纤维的食物，拥有多种矿物质，而黑豆更含有丰富的叶酸和铁。

备注 若喜爱有些肉类，可加少量的鸡肉或瘦肉。

玉米胡萝卜汤

材料　玉米 4 条，胡萝卜 320 克（1 条），佛手瓜 320 克（1 个），牛蒡 320 克，花生仁 40 克，南杏仁 20 克，清水 6～8 杯，盐少许。

做法
① 玉米去除外衣和玉米须、洗净，切成小段。
② 胡萝卜和佛手瓜去皮、洗净，切成小片。
③ 牛蒡洗净、切块；南杏仁和花生仁稍洗。
④ 煮滚清水，放入所有食材，水大沸 10 分钟，改用小火熬 45 分钟，下盐调味即可饮用。

功效　玉米和胡萝卜性味甘平，能健脾行滞。而胡萝卜有丰富的维生素 A 和维生素 B_6；玉米、牛蒡和佛手瓜拥有多种维生素及矿物质。

西红柿薯仔眉豆汤

材料　马铃薯 400 克(约 2 个)，西红柿 300 克(约 4 个)，猪瘦肉 320 克，眉豆 60 克，花生仁 40 克，干冬菇蒂 10 个，清水 6 杯，盐少许。

做法
① 西红柿和马铃薯去皮、洗净，切成小片。
② 猪瘦肉洗净，余水备用。
③ 煮沸清水，放入所有食材，水大沸 10 分钟，改用小火熬 1 小时，加入盐少许，即可饮用。

功效　眉豆能健脾补肾，也是维生素 B_1 和铁的来源。西红柿和马铃薯能健胃和中，而西红柿有丰富的维生素 C 和钾。

备注　西红柿和马铃薯可稍炒再熬汤。

夏天酷热多雨，暑湿之气较多，人们往往会食欲降低，消化力也减弱。中医认为夏季阳气盛而阴气弱，宜多食甘酸清润的食物。

老冬瓜荷叶汤

材料 新鲜荷叶10克（约2块），老冬瓜500克，扁豆、薏米、赤小豆各30克，灯芯花5扎，清水6杯，盐少许。

做法
❶ 将材料洗净，略为浸泡。
❷ 老冬瓜连皮切成大块。
❸ 煮沸清水，放入所有食材，大火煲沸10分钟，改用小火熬1小时，加入盐少许，即可食用。

功效 扁豆、薏米（薏苡仁）、赤小豆纤维丰富，含多种矿物质和维生素；此汤能消暑、除烦、利水。

备注 若喜爱肉类，可加少量猪瘦肉。

山楂薏米瘦肉汤

材料 山楂40克，生薏米40克，新鲜荷叶10克（约2块），乌梅2枚，猪瘦肉400克，清水5杯，盐少许。

做法
❶ 山楂、荷叶、乌梅和生薏米用清水浸透，洗净。
❷ 猪瘦肉洗净，氽水备用。
❸ 煮沸清水，放入山楂、猪瘦肉、乌梅和生薏米，大火煲沸10分钟后，改用小火熬1小时，再放入荷叶稍滚便可，加入盐少许，即可享用。

功效 山楂含有丰富蛋白质、维生素C及钾等矿物质。山楂、荷叶、乌梅和生薏米的配搭是消暑健胃，补益生津的佳品。

青、胡萝卜猪骨汤

材料 青、胡萝卜各 240 克,猪骨 320 克,蜜枣 2 粒,清水 10 杯,盐少许。

做法
1. 青、胡萝卜去皮、洗净、切块;蜜枣稍洗。
2. 猪骨洗净,氽水备用。
3. 煮沸清水,放入所有食材,水大沸 10 分钟,改用小火熬 1 小时,加入盐少许,即可享用。

功效 青、胡萝卜含丰富维生素 A 和植物营养素,可清热。

秋天,气温凉爽、干燥,随着暑气消退,人们食欲逐渐提高,养生原则是润燥补气。立秋之后,不论是西瓜还是菜瓜,都不宜多吃,否则会损伤脾胃的阳气。

百合红枣银杏汤

材料 百合 40 克,银杏 20 粒,红枣 15 粒,生姜 2 片,清水 5 杯,盐少许。

做法
1. 材料洗净,红枣去核;银杏去壳;生姜去皮,切两片。
2. 煮沸清水,放入所有食材,大火煲沸 10 分钟,改用小火熬 1 小时,加入盐少许,即可享用。

功效
1. 百合含丰富维生素,对皮肤细胞新陈代谢有益,亦可补血、安神、润肺。
2. 红枣可补血养阴,滋润养颜;百合则可润肺益气;而银杏可润肺,平喘止咳。

百玉养生汤

材料 百合、玉竹、淮山、党参、薏米、枸杞子各5克，罗汉果1/2个，清水5杯，盐少许。

做法
① 百合、玉竹、淮山、党参、薏米先泡水1/2小时，水倒掉。
② 枸杞子洗净备用；罗汉果清洗表面后打碎。
③ 煮沸清水，放入所有食材（除枸杞子），以大火煲10分钟，改用小火熬1小时。
④ 下枸杞子再煲15分钟，加入盐少许，即可饮用。

功效 百合、玉竹、淮山、党参、薏米是补气润燥的妙品。而枸杞子的铁、维生素 B_2 及维生素 C 含量丰富。

黑灵芝党参杞子汤

材料 黑灵芝40克，党参40克，枸杞子30克，熟枣仁15克，清水5杯，盐少许。

做法
① 将材料洗净，黑灵芝切片；党参切段。
② 煮沸清水，放入所有食材，水大滚10分钟，改用小火熬1小时，加入盐少许，即可饮用。

功效 黑灵芝及党参含有多种丰富维生素和矿物质，能增强免疫功能，补血安神。

苹果海竹汤

材料 苹果2个，海竹40克，南杏仁10克，陈皮1片，清水4～5杯，盐少许。

做法 ❶ 苹果削皮、去核心，切成8块。

❷ 海竹、南杏仁和陈皮稍洗。

❸ 煮沸清水，放入所有材料，水大滚后，改用中火煲20分钟，即可饮用。

功效 苹果拥有丰富的膳食纤维，配以海竹和南杏仁，可清润滑肠。

莲子百合瘦肉汤

材料 莲子、百合各40克，猪瘦肉320克，准山药40克，党参50克，陈皮1片，清水6杯，盐少许。

做法 ❶ 将材料洗净，莲子去芯，洗净。

❷ 猪瘦肉洗净，汆水备用。

❸ 煮沸清水，放入所有食材，水大沸10分钟，改用小火熬1小时，加入盐少许，即可饮用。

功效 莲子含多种矿物质，可健脾补肾；百合润肺安神。

五菜汤

材料 白萝卜640克，牛蒡320克，胡萝卜240克，干或新鲜萝卜苗160克，冬菇6个，清水10杯，盐少许。

做法 ❶ 将材料洗净，干萝卜苗和冬菇先浸透；牛蒡切块。

❷ 白、胡萝卜去皮、切块。

❸ 煮沸清水，放入所有食材，水大沸10分钟，改用小火熬2小时，加入盐少许，即可饮用。

功效 多种的蔬菜令这味汤水的矿物质、维生素及植物营养素更为丰富，有助增强抵抗能力。

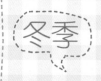

冬天，气候寒冷，是削弱人体的肾阳之气时。冬季易见肾阳不足，所以养生重点应"温肾补肾"。对于体虚、年老之人，冬季是进补的最好时机。

桂圆莲子鸡蛋汤

材料 龙眼肉 15 克，莲子肉 50 克，鸡蛋 2 只，红枣 4 粒，生姜 2 片，清水 6 杯；盐少许。

做法 ❶ 将材料洗净，莲子肉去芯；红枣去核；生姜去皮，切 2 片。
❷ 煮沸清水，放入以上食材，大火煲沸 10 分钟，改用小火熬 40 分钟，加入盐少许，即可食用。

功效 ❶ 健脾、补肾、补血。
❷ 龙眼肉含丰富的维生素 C，可养血安神；莲子含多种矿物质，可健脾补肾，养心安神；而鸡蛋可补益五脏，滋阴润肤。

莲藕绿豆汤

材料 莲藕 640 克，猪尾骨 480 克，绿豆 40 克，花生仁 20 克，清水 6 ~ 8 杯，盐少许。

做法 ❶ 莲藕去皮、洗净；绿豆和花生仁稍洗；将绿豆放入莲藕孔里，可令汤底更清。
❷ 猪尾骨洗净，汆水备用。
❸ 煮沸清水，放入所有食材，水大沸 10 分钟，改用小火熬 90 分钟，加入盐少许，即可饮用。

功效 莲藕维生素 C 含量高且有纤维、维生素 B_3 及维生素 B_6，可补血，润燥，解毒。花生有丰富的蛋白质、叶酸、维生素 B_3、维生素 K。

胡椒猪肚汤

材料 猪肚 1/2 个，白胡椒粒少许（约每人 20 粒），清水 6 杯，盐少许。

做法
1. 猪肚先用生粉和盐洗净。
2. 将胡椒粒打碎，放在猪肚内，用牙签封口。
3. 煮沸清水，放入食材，水大沸 10 分钟，改用小火熬 2 小时，下盐调味，即可饮用。

功效 猪肚含有碳水化合物、蛋白质、脂肪、维生素及钙、铁等，具温胃、健脾胃的功效。

猪肝枸杞菜汤

材料 猪肝 40 克，枸杞菜 32 克，清水 4 杯，盐少许。

做法
1. 猪肝洗净后汆水，切块。
2. 枸杞菜洗净备用。
3. 煮沸清水，放入食材，水大沸后改用中火煲约 10 分钟，下盐调味，即可享用。

功效 猪肝含有丰富的铁质、维生素 A、维生素 B_2 及维生素 C 和微量元素硒，能增强人体的免疫力，具明目、补血的作用；枸杞菜含多种维生素，特别是维生素 C，且有补虚、清热的作用。

红菜头玉米汤

材料 红菜头 480 克（1 个），玉米 2 条，花生仁 20 克，南杏仁 15 克，清水 6 杯，盐少许。

做法
1. 红菜头去皮、洗净，切成小片；南杏仁和花生仁稍洗。
2. 玉米去除外衣和玉米须、洗净，切成小段。
3. 煮沸清水，放入所有材料，水大沸 5 分钟，改用小火熬约 30 分钟，下盐调味，即可享用。

功效 红菜头含有丰富的矿物质，如钾和铁，维生素 B_{12} 和叶酸含量亦高，有助补血和增强身体免疫功能。

顺应天时的蔬菜及水果

季 节	蔬 菜	水 果
春季	生菜，椰菜，玉豆，西芹，芥蓝，荷兰豆，红菜头，菜花，黄芽白	苹果，橙，香蕉，雪梨，芒果，西柚，草莓，梨，桃，猕猴桃
夏季	苋菜，空心菜，木耳菜，青瓜，节瓜，丝瓜，冬瓜，南瓜，豆角，玉米，苦瓜，葫芦瓜，茄子，青萝卜，胡萝卜	苹果，橙，香蕉，西瓜，蜜瓜，荔枝，龙眼，火龙果，菠萝，葡萄，芒果，蜜桃，西柚，椰子，猕猴桃，牛油果
秋季	凉薯，南瓜，冬瓜，芋头，番薯，枸杞，百合，豆苗，菠菜，茼蒿	苹果，橙，香蕉，雪梨，柚子，木瓜，西柚，椰子
冬季	生菜，芥菜，南瓜，荷兰豆，番薯，枸杞，芋头，莲藕，玉豆，姜，萝卜，天津白菜，红菜头，菜心	苹果，橙，香蕉，雪梨，西柚，柑橘，木瓜

资料来源：周兆祥《食药不如食得好》

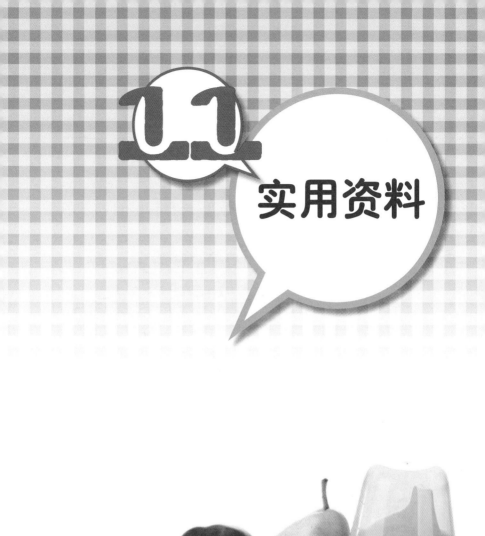

11
实用资料

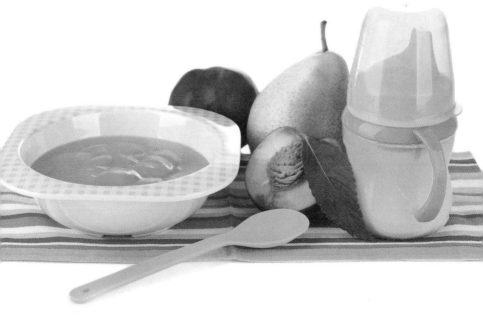

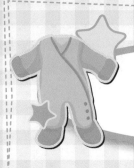

哺乳技巧

世界卫生组织建议应在婴儿出生后1小时内开始喂哺母乳，并且到4～6个月都是完全喂哺母乳，在逐渐增加固体食物后，可持续喂哺到孩子2岁。

于产前开始预备，并在怀孕后期做乳头护理。产后要放松心情，进食天然食物，避免烟酒及刺激性食物，最好在每次喂奶前先喝1杯果汁或开水。

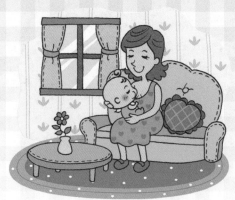

喂奶前的乳房清洁

- 用干净的棉球或毛巾，沾温开水由乳头中心往乳晕呈环形擦拭。
- 准备50～60℃的热水，两侧轮流热敷，避开乳头与乳晕，每侧敷15分钟。

喂奶前的乳房按摩

- 环形按摩：双手分别置于乳房的上、下方，环包着乳房，以环形方向按摩整个乳房。
- 螺旋形按摩：以一手托住乳房，用另一手的示（食）指和中指，以螺旋形向乳头方向按摩。
- 挤压按摩：将双手的虎口打开，置于乳房两侧，由乳房向乳头挤压。

喂母乳的姿势及抱法

- 正确的喂奶姿势有助于婴儿进食，找出一个舒适的姿势，不论是抱着或躺着喂奶，婴儿应侧身面向妈妈，张大口含入乳头及大部分的乳晕。
- 婴儿在每边乳房吸 10 分钟左右，喂饱之后，温柔地把乳房从婴儿的嘴角边压下去，待停止吸吮之后再移开乳头。
- 若乳房相当胀，令婴儿不易含吮时，应先按摩乳房和挤出一些奶水，待乳晕附近较柔软之后，再让婴儿吸吮。
- 喂哺母乳的姿势：良好的哺喂姿势为婴儿整个身体侧卧、面向乳房且贴近母亲，如此一来，婴儿可以很轻松地含住乳头吸吮。
- 橄榄球式抱婴法：用一手掌托住婴儿头部，手肘夹住婴儿身体贴近母亲，将之夹于腋下，另一手用 C 型握法握住乳房。此一抱法较适合剖腹产妇，因为比较不会因触碰到开刀的伤口而疼痛。
- 摇篮式抱婴法：用一手伸向婴儿的背部，经过腋下扣住婴儿大腿，另一手用 C 字形握法握住乳房喂奶。

哺乳时及哺乳后的注意事项

- 喂哺时，应注意婴儿的呼吸是否通畅，如果乳房阻碍了婴儿的呼吸，可用指头将乳房压离婴儿的鼻子。
- 每次哺乳时，最好两边乳房换着喂。
- 当婴儿吃饱，妈妈想要终止哺乳时，应以一只手指轻压或伸入婴儿嘴角，使婴儿的嘴张开，再移出乳头。若直接将乳头拉扯出来，可能会使乳头受伤。

喂奶后的注意事项

- 注意让婴儿打嗝，参见"拍嗝技巧"一节，见本书 202 页。
- 检查尿布：在婴儿睡前再检查一次尿布是否干净，检查完毕后用毛巾将婴儿包裹好，让婴儿在保暖又有安全感的情况下入睡。
- 让婴儿侧睡：可用大毛巾折成圆筒状，垫于婴儿背后，以固定婴儿的睡姿。
- 将床稍微倾斜：将婴儿的床调整为倾斜 30 度左右，让头及背部高一些，以免婴儿溢奶。

乳房护理及自我照顾

- 怀孕之后，如果发现乳头有凹陷、扁平的现象，可以乳头轻轻向外提拉，反复数次，可以慢慢得到矫正。

- 怀孕 6 个月后，每天作乳房按摩，用手掌顺时针方向按摩，并从乳房基部向乳头方向搓揉，可以促进局部血液循环，有利于乳腺的生长，增强产后的泌乳功能。

- 洗澡后用少许乳液或婴儿油擦洗乳头，使乳头表皮增生变厚，可以经得起将来婴儿用力地吸吮，但冲洗需适度。

- 产后在病房或恢复室就可以让婴儿吸吮，以刺激乳汁的分泌，研究显示：越早哺育婴儿的母亲，成功率愈高，刚分娩完 1～3 天母乳分泌较少，此时称为初乳，抗体含量很高。

- 刚开始喂母奶时，常会有些疼痛发生，这个问题在排乳反射建立后就会消失，所以母亲要有耐性，不可轻言放弃，等到婴儿有吸吮能力后，分泌量增加。一开始婴儿要吃就可以不定时喂食，喂奶后婴儿未吸完的奶水，除非胀得不舒服，可稍挤到不胀痛即可。

- 建议母亲两边乳房交替喂，避免因长期吸吮单侧而造成乳房过度饱胀。偶尔婴儿会只含住乳头，用力地吸吮却只有少许乳汁，此时只要将婴儿位置调整到尽可能含住乳晕即可解决。

- 上班族妈妈可事先挤出乳汁，喂奶前多喝些水或果汁，可以促进排乳反射，用塑料瓶冷冻（用玻璃瓶时，抗体会附着在瓶上，虽有但影响不大），可以用手或吸奶器挤出乳汁，吸奶器有手操作或电动两种，一般而言，手操作的吸奶器易于携带，也比较便宜。

- 在两餐喂奶间，可以擦拭绵羊油或维生素 A 及维生素 E 油，大多数润油会在下一餐喂食前吸收，但在喂奶前还是先用温水洗掉，但不需过度，以免伤及皮肤。可运用乳房垫放在胸罩内，预防乳汁渗漏，以保持乳头的干燥。

拍嗝技巧

　　婴儿饮奶后常常吐奶，若因吐奶导致婴儿窒息甚至死亡是极不应该的。初生婴儿不懂转身，加上胃与食道之间的活门未完全发育，饮奶后仰睡就容易吐奶，奶水若流入气管便导致窒息。因此，在婴儿完全懂转身前，喂奶后必须帮助婴儿打嗝，排出胃气后才让婴儿入睡，而睡姿也可尝试以侧卧为主。在6个月大之后，情况便渐渐改善。

拍嗝的方法：

- 直坐式：一手托住婴儿的下巴和前胸，让婴儿的腰身扶直，直立坐在妈妈的大腿上，令婴儿容易排气，另一手的掌弓着，由下往上拍背部，直到婴儿打嗝为止。
- 托着婴儿腋下的位置，用弓着的手掌，由下往上拍背。
- 直抱式：将婴儿抱起，让婴儿侧靠在妈妈的肩膀上，排气前先放置一块小毛巾在肩上，以防婴儿吐奶。排气时一手托住婴儿的屁股，另一手弓着由下往上拍背。必须将婴儿的脸侧摆，以免毛巾阻塞婴儿的口鼻。

注意事项

- 饮奶中途或饮完奶，都要帮婴儿拍嗝，每次通常拍5～10分钟。
- 拍嗝不要太快，即使婴儿睡着了，也必须确定婴儿嗝了气出来，避免在熟睡中因呕奶而导致窒息的危险。
- 若婴儿未能打嗝，妈妈不要心急，可先将婴儿侧躺，让其休息数分钟，才进行第二轮。
- 如果拍了15分钟,仍未能"嗝"出来，可能是方法不当或姿势不正确，可向有经验的幼保人士请教。

冲调配方奶粉的技巧

　　首先要注意奶粉的制造日期及使用期限，越近期越好，并注意不同品牌的量匙规格不同。食用前应先观察配方奶粉状态，如果发现奶粉中有结块或奶粉中有霉斑，应立即停止使用。

　　按照制造商的指示来冲调奶粉，冲泡过稀会造成便秘，过浓则会增加肠胃及肾脏负担，不能不小心。冲奶时，先将预定分量煮沸过的温水倒入奶瓶中。避免使用太高温的水来冲调，否则会破坏奶中的蛋白质和维生素，同时使奶粉中的乳清蛋白产生凝块，影响消化吸收。在泡好奶后，可以将奶滴在手腕上测温。不要先将奶粉倒入奶瓶中再加水，以免奶粉附着在瓶底散不开。另外，记着不要添加任何其他食品、药品或液体。

　　泡好的奶最好在半小时内饮用，以免滋生细菌和影响下一餐的喂食时间。婴儿喝多少奶，与体重及活动量有相当大的关系，若大小便正常、活动力良好，则表示奶量应足够。一般4个月前的婴儿，多半在3～4小时喂1次奶；如果婴儿在不到3、4小时便哭着要奶，可试着增加奶量，但每餐应以20毫升左右的奶量渐进式地增加，不可一次增加过多。

> 初生婴儿容易受到感染，最基本的原则是用煮沸过且无污染的水冲泡，且在开奶前，要先洗净双手，清洗和消毒奶瓶、奶嘴及相关的器具，注意清洁卫生。

选择奶嘴及奶瓶

婴儿从出生开始，奶瓶和奶嘴便与其日常生活形成密切关系，加上安抚奶嘴，它们在婴儿期占了极重要的地位，如果选择不适宜的奶瓶和奶嘴，将会带给婴儿一些伤害。

在选购奶瓶和奶嘴时，最好选择在造型及弹性上，与妈妈的乳头、乳房相近。奶瓶和奶嘴的种类及设计，大多比传统的有相当大的进步。

选择正确的奶嘴

大多数奶嘴根据婴儿的年龄，决定乳汁的流动速度。弹性接近母亲的乳头，可促进婴儿唾液分泌，帮助上下颚、脸部肌肉的发育；仿真母亲乳头的造型，适合婴儿吸吮动作；奶嘴基部的设计需接近婴儿吸吮时顶住母亲乳房的形状。

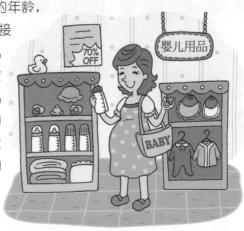

设计重点和使用常识

- 附加透气点、活性塞

  在奶嘴底部设置透气孔及活性塞，两者的功用都在于避免因通气孔太大而造成奶水外溢，令婴儿容易吸入空气，造成吐奶或呛奶。

- 防塌陷设计

  在奶嘴基部设计环布式契合导流点，用来预防因吸吮造成奶嘴吸头扁缩而阻塞出口。在喂奶时，可将奶嘴稍微松开，让空气进入瓶内，也可防止奶嘴扁缩，使奶水流通顺畅。

- 细分不同尺寸及吸头种类

  依婴儿年龄及适用范围，设计出不同功能的奶嘴。奶嘴吸孔大小要适宜，太大会出现呛奶的情形，太小会令奶水无法均匀流出，使婴儿喝不到奶水。可将奶瓶倒转过来，如果奶水成水滴状，流量每秒约 2 滴，表示吸孔大小恰当。

- 流量节器

  放置在奶嘴基部内与瓶颈之间的一小薄片，使奶嘴内充满奶水，避免婴儿因吸入过多空气而造成胀气。

- 奶嘴类型

  奶嘴大抵分为圆孔、十字孔、Y 字孔三大类型。头部是嘴唇含着的地方，以柔软为原则，来增加良好的触感。

- 蝴蝶座翼

  奶嘴的蝴蝶座翼最好有弧度，而且有通气孔，使空气流通，口水流出，才不致发生口角炎或湿疹。

- 硅胶奶嘴（无色）

  柔软有弹性，无橡胶味，有如妈妈的乳头，比黄奶嘴耐用。

- 橡胶奶嘴（黄）

  带橡胶味，反复清洗及消毒令橡皮奶头变得胶黏，失去弹性和变质，且容易被咬裂。

- 奶嘴如有变形、破损、硬化的情形，就需要更换。
- 不要将奶嘴沾糖浆或其他甜的东西，否则会导致奶瓶性蛀牙。

吸吮是婴儿成长和心理发展的重要部分，一个质量良好、适合婴儿的奶嘴，是孩子的最佳亲密伙伴，但也会影响日后牙齿的排列。长期吸吮手指及奶嘴的孩子容易造成前牙开咬（即上、下大门牙，无法咬在一起，有一个大缝），构成齿列不整；另外，婴儿习惯睡前吃奶，或习惯含着奶嘴入睡的，由于吸食奶嘴的时间过久及奶水中所含的糖分，孩子容易患"奶瓶性蛀牙"。所以父母要注意适时的让幼儿戒掉奶嘴，或降低对奶嘴的依赖。

家长平时还要注意奶嘴有无老化或破损，以便及时更换，防止脱落或破损的组件被婴儿误食。就算没有损坏也要按照奶嘴说明书定期更换，防患于未然。

选购安抚奶嘴

0～2岁的婴儿大约一半有吸奶嘴的习惯，他们通过口腔的活动来获得满足。因此，安抚奶嘴便成为婴儿的重要用品。

好的安抚奶嘴是能够承受高拉力，适合让长牙的婴儿拉扯，也不容易碎裂，避免易碎的奶嘴被婴儿吞食。亦要注意奶嘴是否与蝴蝶座翼黏合稳固，以及整个奶嘴是否大过婴儿的嘴巴，以免整个奶嘴被吸入，造成危险。一旦奶嘴出现变形或破损，就应立即更换。

选择合适的奶瓶

　　市面上有许多功能不同的奶瓶，提供多方面的选择，例如：针对唇颚裂婴儿、早产儿、病儿所设计的特殊奶瓶；方便外出携带使用的弃置式奶瓶、扁平身奶瓶；弯曲设计的瓶身，有利于婴儿吸食等等，种类繁多。奶瓶的口径也随着婴儿的年龄所需而有大、小之分。

选择瓶的考虑因素

* 玻璃或塑料：选择为安全的理由。塑料 PC 瓶材质轻巧，不易破裂，但容易留有奶垢、会变色。玻璃奶瓶耐热，不易刮花且容易清洗，质重，但不太适合外出及婴儿自己喂食时用。
* 大奶瓶可喂奶时所使用；小奶瓶可供婴儿饮水。

奶瓶和奶嘴的消毒法

　　奶瓶若未清洗及消毒干净，容易造成婴儿腹泻或呕吐。不论是否使用过，每天都应消毒奶瓶和奶嘴。而使用过的奶瓶，可在婴儿喝完奶后，先用清水浸泡一下，再刷洗残留清洁剂，之后消毒。主要是煮沸法及蒸气式的消毒法，亦可以用洗碗机或者手洗：

* 煮沸法

　　专用的不锈钢消毒锅、刷子、夹子、干净的器皿、纱布。若为玻璃奶瓶，因其较承受不了热，先将奶瓶放入未煮沸的冷水中然后再开始加热；若为 PC 材质的奶瓶，则在水沸 10 ～ 15 分钟后，将奶瓶、奶嘴、奶栓、奶盖一起放进煮沸的水中。注意水必须淹盖奶瓶，煮沸5 ～ 8 分钟后关火，并放在干净的器皿上晾干，盖上干净的毛巾。

- 蒸气式

  蒸气消毒锅。将奶瓶洗干净之后，倒放在蒸气消毒锅内，依说明书指示使用即可。

- 洗碗机

  奶瓶和奶嘴及所有的部分要独立放在机架上冲洗。

- 手洗

  用热水和洗洁液先将奶瓶、奶嘴及配件浸泡10分钟，之后需用刷子彻底清洗瓶内、瓶颈与螺旋处，确保全都清洁。

参考书籍：

1.《家庭防疫有办法》新雅文化事业有限公司，2010年 中国香港

2.《儿童意外及急症 ～ 家庭护理手册》万里机构，2010年 中国香港

3.《医生活你知》和平图书有限公司，2009年 中国香港

4.《家庭医学》中文大学出版社，2000年初版、2003年修订版 中国香港

5.《推拿学》上海科学技术出版社，2001年

6.《中医妇科学》人民卫生出版社，2005年

7.《食药不如食得好》皇冠文化出版有限公司，2009年 中国香港